心脏康复系列丛书

心肺运动试验
实用手册

名誉主编　耿庆山　郭兰
主编　马欢　丁荣晶
主审　黄思贤

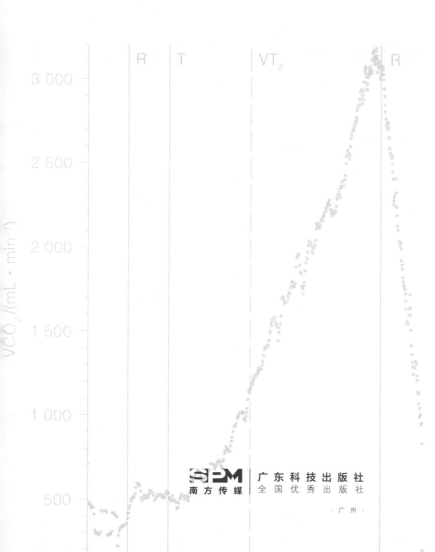

SPM
南方传媒

广东科技出版社
全国优秀出版社

· 广 州 ·

图书在版编目（CIP）数据

心肺运动试验实用手册 / 马欢，丁荣晶主编. —广州：广东科技出版社，2023.6

（心脏康复系列丛书）

ISBN 978-7-5359-8031-1

Ⅰ.①心… Ⅱ.①马… ②丁… Ⅲ.①心脏功能试验—运动（生理）—手册 Ⅳ.①R540.4-62

中国版本图书馆CIP数据核字（2022）第249429号

心肺运动试验实用手册

Xinfei Yundong Shiyan Shiyong Shouce

出 版 人：严奉强

策 划：刘耕

责任编辑：刘耕 邹荣

封面设计：汤佳佳 张滢

责任校对：李云柯

责任印制：彭海波

出版发行：广东科技出版社

（广州市环市东路水荫路11号 邮政编码：510075）

销售热线：020-37607413

https://www.gdstp.com.cn

E-mail：gdkjbw@nfcb.com.cn

经 销：广东新华发行集团股份有限公司

排 版：创溢文化

印 刷：广州市东盛彩印有限公司

（广州市增城区新塘镇太平洋工业区十路2号 邮政编码：510700）

规 格：787 mm×1 092 mm 1/16 印张8.5 字数170千

版 次：2023年6月第1版

2023年6月第1次印刷

定 价：69.80元

《心肺运动试验实用手册》
编委会

名誉主编　耿庆山　　郭　兰

主　　编　马　欢　　丁荣晶

主　　审　黄思贤

编　　委　张国林　　张生清　　陈思敏

　　　　　王　丽　　刘向阳　　刘全俊

　　　　　白冰清　　王　雨　　许明煜

　　　　　周浩锋　　廖映雪　　曾　庆

　　　　　刘凤瑶

序　言

　　心脏康复是涵盖心脏疾病全程管理的一种医疗服务，是以患者为中心创建的集评估、干预、再评估于一体的疾病管理模式。其内容覆盖Ⅰ期、Ⅱ期和Ⅲ期康复，Ⅰ期康复是院内康复，Ⅱ期康复是出院早期的门诊康复，Ⅲ期康复是预防疾病复发的居家康复。干预手段包括药物、运动、营养、社会心理、行为干预等。我们在推动心脏康复的过程中，要树立大康复和大健康的理念，搭建中国心血管疾病一级预防、疾病救治、康复/二级预防和老年医养的大平台，以彻底改变医疗服务被动和碎片化、断裂化的现状，构建完整的医疗服务链。

　　最近10年，我国心脏康复得到快速发展，目前全国已获得CDQI*国家标准化心脏康复中心认证的医院有将近300家，并有1 300余家医院已申请CDQI国家标准化心脏康复中心认证，这意味着在未来1～2年，我国心脏康复中心数量将增加千余家。在心脏康复得到快速发展的今天，心脏康复的质量控制至关重要，培训的需求巨大且紧迫。运动处方是心脏康复质控管理的重要一环，是临床心血管医生最生疏的领域。近2年我走访了全国很多心脏康复中心，在考察中发现，心血管病运动康复缺少质量控制，患者依从性很差，运动处方无法达到心脏康复的治疗要求。心脏康复的专业人员需要接受运动生理学、运动训练学、运动心理学、运动心脏病学等学科的系统综合培训，积极培养

---

* CDQI：全国心血管疾病管理能力评估与提升工程（cardiovascular disease quality initiative）。

高水平心脏康复专业治疗师，才能提升我国心脏康复的整体质量。本丛书涵盖心脏康复大部分内容，包括心肺运动试验，以及运动处方、心理处方、营养处方的制订和患者的健康教育等层面，不失为心脏康复从业者的一套重要参考书籍。

做好心血管病的预防和康复功在当代，利泽千秋，但不可急功近利。发展中国的心血管预防和康复事业，需要理想，需要精神，需要情怀。我们这一代中国心脏康复人，用自己的奉献与奋斗，为中国心血管疾病预防和康复事业打好坚实基础，从中受益的千千万万民众中必然包括我们的许多亲人与朋友，也包括今天或明天的自己。

胡大一

2023年5月

前　言

　　20世纪60年代开始，心脏康复才真正在中国进入临床。最初，心脏康复的模式以运动康复为主。随着心血管疾病谱的变化、临床流行病学和基础研究的进步，以及动脉粥样硬化性心血管疾病危险因素的概念进入临床，心脏康复在运动治疗基础上，增加了药物治疗、心理治疗、生活方式改善和危险因素管理，形成了覆盖全周期、全流程的综合康复治疗体系。

　　随着心血管疾病预防医学的进步，心血管疾病一级预防和二级预防成为临床医学中不可或缺的防治手段。心脏康复/二级预防成为心脏康复的代名词，从内涵看，心脏康复/二级预防具有同样的治疗方案，均包括药物治疗、生活方式改善和危险因素管理，如果说略有不同，就是运动治疗方面存在区别。心血管疾病一级、二级预防中，运动治疗作为改善生活方式的重要部分，强调患者增加体力活动，做到每周至少150min中等强度有氧运动或至少75min高等强度有氧运动，就视为拥有良好的运动习惯。中、高等强度运动的定义并不具有个性化，而具有普适性。

　　心脏康复的运动治疗，要求了解患者对运动的最大耐受力、运动安全性（患者是否有心肌缺血、心律失常、血压心率变化），以及患者心肺储备功能、外周骨骼肌代谢能力、运动无氧阈。在评估的基础上给患者制订个体化运动处方，既可以保证患者运动的安全性，又可以保证有效性。所谓有效性，是指运动治疗能够改善患者机体的代谢能力，提高患者的有氧耐力和肌肉力量耐力，从而提高机体的自我修复能力，恢复心脏和血管功能。所以，无评估不康复，运动评估是制订心脏康复运动处方的前提，在心脏康复的实施中具有非常关键的作用。

心脏康复评估包括病史、治疗用药、心血管危险因素、心血管生化指标、影像学指标、生活方式、体适能、心肺运动耐力和运动风险等的综合评估。心肺运动耐力和运动风险评估是心脏康复评估的核心指标之一，目前采用的评估方法有心肺运动试验、心电运动负荷试验和6min步行试验，其中心肺运动试验被认为是评价心肺耐力的金标准。作为一名合格的心脏康复医师和心脏康复治疗师，需要了解心肺运动试验的操作、指标的含义、结果解读方法及如何制订运动处方，需要掌握运动生理学、运动训练学、运动心脏病学。然而这一部分内容尚未设立在我们的临床医学培养体系中，因此很多心脏康复医务人员掌握起来有一定难度。

随着我国心脏康复中心建设的普及，提高临床心脏康复专业人员的技能就尤其重要。目前已经有一些与心肺运动试验相关的书籍，但大多内容偏深，很多初学者感觉理解困难。本书专为初学者设计，从心肺运动试验的概念、常用心肺运动试验的指标定义和结果解读入手，辅以临床病例，使初学者轻松掌握心肺运动试验的基础知识，从而能够快速用于临床。

丁荣晶

2023年5月

目　录

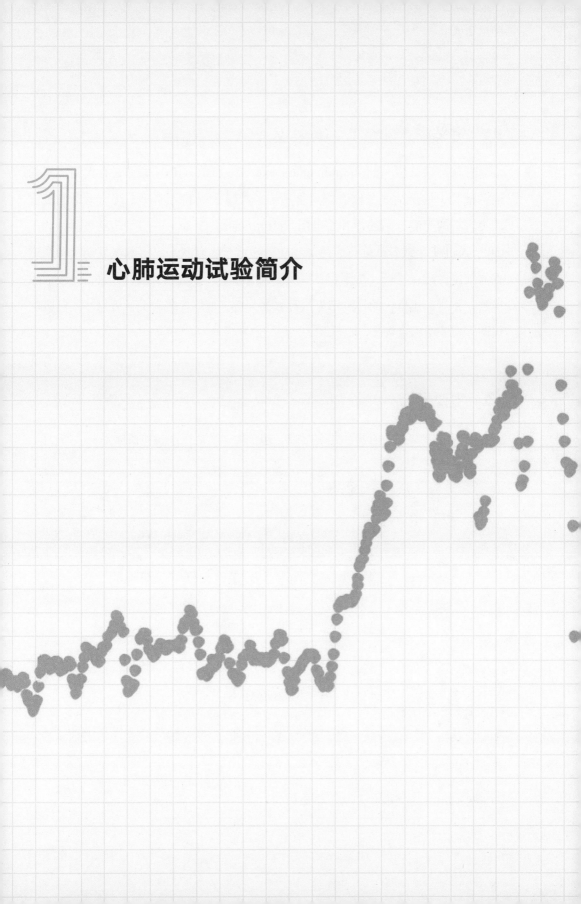

心肺运动试验简介

1.1 定义

心肺运动试验（cardiopulmonary exercise test，CPET）是伴有代谢测定的运动试验，用于检测受试者心血管系统、呼吸系统和骨骼肌系统对运动的反应能力。不同于静态肺功能和心电图（electrocardiogram，ECG）运动负荷试验，CPET通过使受试者从静息、热身到功率递增至极限状态，再到恢复期，对全过程的气体代谢、呼吸、血压、心率、血氧饱和度、心电图及症状等进行连续动态检测，并对上述指标的检测结果进行数据分析，最终实现对受试者循环、呼吸、代谢等功能的综合评估。

1.2 主要指标

CPET的测试过程会产生很多参数，初学者须掌握以下12项指标（表1-1）：

表1-1 CPET主要指标

分类	指标
基本指标	1. 每分钟通气量（minute ventilation，VE） 2. 摄氧量（oxygen uptake，VO_2） 3. 二氧化碳排出量（carbon dioxide output，VCO_2） 4. 心率（heart rate，HR） 5. 血压（blood pressure，BP） 6. 血氧饱和度（oxygen saturation of blood，SpO_2）
组合指标 （由基本指标组合获得）	7. 呼吸气体交换率（respiratory exchange ratio，RER，简称呼吸交换率） 8. 氧脉搏（oxygen pulse） 9. 通气当量（ventilatory equivalent） 10. 有氧做功效率［change in VO_2/change in WR（work rate，功率），$\Delta VO_2/\Delta WR$］
推导指标 （由基本指标推导而出）	11. 无氧阈（anaerobic threshold，AT） 12. 呼吸代偿点（respiratory compensation point，RCP）

1.3 意义

CPET是一项负荷递增的运动测试，通过评估运动过程中的指标变化，揭示心肺的病理生理改变。大部分心肺功能储备异常的受试者，在静息状态和运动状态下的表现是不一样的。在运动状态下检测受试者的心血管系统、呼吸系统、骨骼肌系统的反应对临床的指导意义更大。

CPET可以有效地找出受试者运动不耐受的原因，量化心肺功能不全的程度，评估手术风险及预测疾病预后，以制订合适的运动处方。

1.4 主要指标与对应心肺疾病的关系

详见表1-2。

表1-2　CPET主要指标与对应心肺疾病的关系

CPET心脏疾病相关指标	CPET肺部疾病相关指标
·运动能力下降〔最大摄氧量（maximal oxygen uptake，$VO_2\,max$）低〕 ·心率迅速上升（在运动峰值时HR储备低） ·心室每搏量受损（运动末期，氧脉搏出现平台，或轻微下降） ·心排量低，向肌肉送氧能力差（无氧阈提早出现） ·运动能力未受呼吸限制（VE未达到预期水平） ·通气效率低，死腔通气量（dead space ventilation，VD，也称无效腔通气量）与潮气量（tidal volume，VT）的比值高（高通气当量） ·心电图出现缺血相关改变（ST-T改变及心律失常）	·运动能力下降（$VO_2\,max$低） ·运动未受心排量限制（HR未达到预期） ·运动受呼吸限制（运动峰值时呼吸储备低） ·VT涨幅有限 ·通气不足，VD/VT比值高，氧通气当量（ventilatory equivalent for O_2，EqO_2）、二氧化碳通气当量（ventilatory equivalent for CO_2，$EqCO_2$）升高 ·SpO_2下降 ·RCP或许不能出现

由于肺的储备能力远远强于心脏，肺部疾病除影响肺的相关指标外，心脏的指标也会受到影响。相反，心脏疾病仅会影响到少部分的肺部指标（图1-1）。

不同疾病CPET的特点见表1-3。

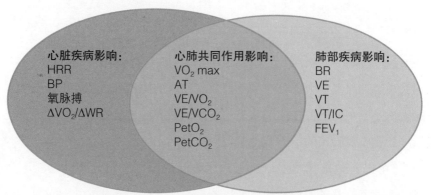

图1-1　CPET主要指标与对应心肺疾病的关系

表1-3　不同疾病CPET的特点

参数	慢性心力衰竭	慢性阻塞性肺疾病（chronic obstructive pulmonary disease，COPD）	缺血性心脏病	肺血管病
peak VO$_2$（峰值摄氧量）	↓	↓	↓	↓
AT	↓	↓或无法确定	↓	↓
Δ VO$_2$/ Δ WR	↓	↓	早期正常，AT后↓	↓
peak HR（峰值心率）	N	↓或N	N	N或↑
peak VO$_2$/HR（峰值氧脉搏）	↓	↓或N	↓	↓
BR（breathing reserve，呼吸储备）	N	↓	N	N
FEV$_1$（forced expiratory volume in 1 second，第1秒用力呼气容积）	N	↓	N	N
运动中SpO$_2$	N或↓	↓	N	↓
VE/VCO$_2$ slope（二氧化碳通气当量斜率）或VD/VT	↑	↑	N	↑
PetCO$_2$（endtidal carbon dioxide partial pressure，潮气末二氧化碳分压）运动初期至AT	增长<3mmHg	增长<3mmHg	增长>3mmHg	增长<3mmHg
震荡呼吸	有	无	无	无

注：N指normal，正常。

1.5　适应证和禁忌证

适应证

①用于运动耐量评估（确定是否存在功能受损或运动受损，运动受限的原因和病理生理机制）。

②患者运动不耐受的原因评估（运动不耐受是由心脏疾病引起还是肺脏疾病引起）。

③心血管疾病患者的评估（心力衰竭患者的功能评估和预后、心脏移植手术的时机选择、心脏康复中运动处方的制订和运动训练监测）。

④呼吸系统疾病的患者评估（功能障碍评估包括慢性阻塞性肺疾病、间质性肺疾病、肺血管疾病、囊性纤维化、运动诱发的支气管痉挛）。

⑤其他临床应用（肺切除手术、老年人进行腹部外科手术、肺气肿减容术等手术的术前评估，肺康复中运动耐量评估和运动处方的制订，残损和残疾的评定，肺移植和心肺移植的评定）。

绝对禁忌证

①2天内的急性心肌梗死。

②持续性不稳定型心绞痛。

③伴血流动力学异常的未经控制的心律失常。

④活动性心内膜炎。

⑤有症状的严重主动脉瓣狭窄。

⑥心力衰竭失代偿期。

⑦急性肺栓塞、肺梗死或深静脉血栓。

⑧急性心肌炎或心包炎。

⑨急性主动脉夹层。

⑩有安全隐患或不能完成测试的身体残疾。

相对禁忌证

①确诊的阻塞性冠状动脉左主干狭窄。

②伴非典型症状的中、重度主动脉瓣狭窄。

③伴未经控制的室性心律的心动过速。

④高度房室传导阻滞。

⑤近期卒中或短暂性脑缺血发作。

⑥精神损害且不能很好地配合。

⑦静息时收缩压＞200mmHg或舒张压＞110mmHg。

⑧未经纠正的医学情况，如重度贫血、重要电解质失衡和甲状腺功能亢进。

⑨肥厚型心肌病和其他形式的流出道梗阻。

1.6 工作流程

①介绍检查目的、步骤、意义及可能发生的风险，签署知情同意书。

②询问受试者病史、症状，并查看以往重要的心脏检查结果及其他临床资料，评估CPET的风险度。

③确定仪器的容量、流量及气体定标。

④进行肺活量、流速容量环、每分钟最大通气量测定，即静息肺功能检查。

⑤佩戴合适的面罩或咬嘴，在功率脚踏车上进行运动，包括静息、热身、运动、恢复四个阶段，整个过程中严密观察受试者的心电图、血压、血氧饱和度及气体代谢等指标。

1.7 注意事项

大多数CPET都是在功率脚踏车上进行的。用脚踏车测试优于用平板（跑步机），其具体表现为：可以用不同的递增方式渐进地增加工作负荷；受试者在测试全程均有支撑，安全性更高；受试者身体相对固定，不会干扰测试。

心肺运动试验室需有足够的空间放置仪器设备，配备空调以保持空气流通，布置整洁而专业。心肺运动试验室应配备心肺运动测试仪器以及急救设备，并配有心脏康复专业团队。心肺运动试验室的场所设置、人员配备应使患者感到舒适而又专业，对医疗团队有信心，进而在配合CPET时表现出最佳状态。流量传感器及容量传感器必须进行校准以保证精确，并可在相同条件下重复进行准确测量。本书的主要内容是如何解读测试结果，对CPET技术方面的内容，如分析仪器的工作原理、校准、设备设置等不做详细描述。

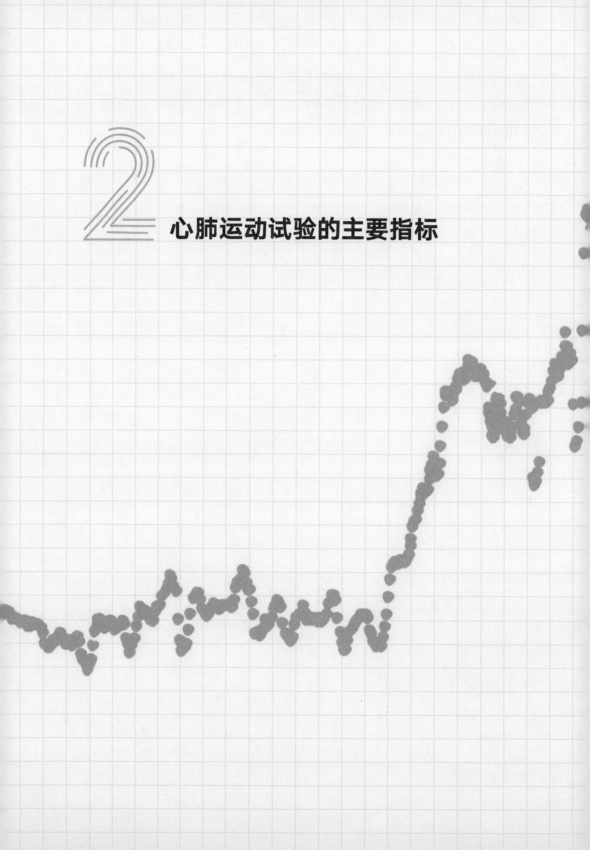

2

心肺运动试验的主要指标

2.1 功率递增运动过程中心肺各指标变化

在功率递增运动过程中，机体消耗的能量在不同阶段有不同的来源。起始阶段的能量主要来源于磷酸肌酸分解释放的ATP（adenosine triphosphate，三磷酸腺苷）和无氧酵解合成的ATP，这一阶段常常持续数秒至数十秒。之后进入第二阶段，机体消耗的ATP主要通过有氧代谢合成，此阶段一般持续数分钟。随着负荷功率的继续增加，单位时间的能量需求增加到一定程度，超过有氧代谢产生ATP的速率时，无氧代谢开始参与进来，此处即为无氧阈（AT）。

达到AT后，VCO_2生成量超过了VO_2，同时机体开始产生乳酸，乳酸被碳酸氢盐缓冲系统中和，生成CO_2排出体外，导致VCO_2的第一次增加。AT时，CO_2、H^+浓度升高，刺激颈动脉体化学感受器，每分钟通气量（VE）出现第一次增加。随着负荷功率的进一步增加，机体产生的乳酸超过体液缓冲系统的能力，H^+浓度升高，再次刺激通气，呼吸频率（breath frequency，BF）增加，此时VE出现第二次增加，此时即为呼吸代偿点（图2-1）。出现RCP后，乳酸大量堆积，血pH值下降。

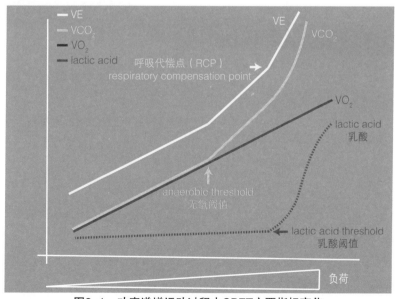

图2-1　功率递增运动过程中CPET主要指标变化

此外，运动初期消耗的底物以脂肪为主，随着负荷功率的增加，底物转为以葡萄糖为主，由于脂肪的呼吸商低于葡萄糖的呼吸商，此时VCO_2可能会出现第二个拐点。

2.2 最大摄氧量与峰值摄氧量

2.2.1 最大摄氧量的定义

最大摄氧量是个体在运动状态下利用氧的上限。

2.2.2 如何测量VO_2 max

在功率递增运动过程中，VO_2 max出现在受试者运动的最后阶段，是受试者竭尽全力，循环和呼吸系统发挥最大作用时每分钟所能摄取的氧量。随着运动负荷的增加，摄氧量（VO_2）不再增加而形成一个平台，且相邻两次（1min内）VO_2差值<150mL/min称为VO_2 max，也可用千克体重摄氧量（VO_2/kg），即<2mL/（kg·min）表示。

该测量的要点：VO_2 max要在功率递增运动过程中获得，而非在恒定功率运动下获取。因为在恒定功率下，给定的功率较低，有可能达不到VO_2 max，请参看图2-2。

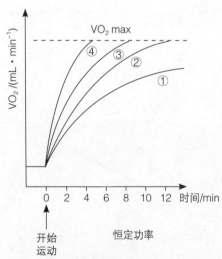

图2-2　恒定功率下可能达不到VO_2 max

[图片引用自《心肺运动试验的原理和解读——病理生理及临床应用》（第5版）]

使用超极限功率试验检测VO_2 max。从运动初描绘在几个逐渐增加的功率下不同时间段的VO_2。在功率①下达到的VO_2低于VO_2 max。在功率②下达到的VO_2和功率③、④所达到的VO_2 max相同，因此可用来确定不同功率下的VO_2 max。

2.2.3 峰值摄氧量的定义

个体在特定CPET中所呈现出的最高VO_2称为峰值摄氧量（peak VO_2）。peak $VO_2 \leqslant VO_2$ max。

2.2.4 如何测量peak VO_2

受试者在心肺运动测试中达到某个功率后，由于种种原因不能维持运动，VO_2–功率平台也未出现。此时VO_2达到本次运动所能达到的最高值，即为峰值摄氧量。

在受试者尽最大努力的功率递增运动过程中，当功率达到机体最大耐受水平时，VO_2出现平台，即该个体的VO_2 max。随功率增加，VO_2增加的速度并未降低，但受试者达到了本次运动的最大耐受程度，此时的VO_2是本次CPET的 peak VO_2，而非VO_2 max（图2–3）。

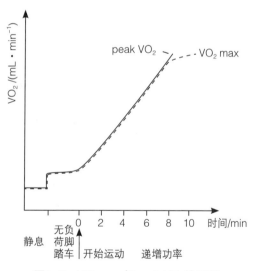

图2–3 VO_2 max与peak VO_2的区别

［图片引用自《心肺运动试验的原理和解读——病理生理及临床应用》（第5版）］

2.2.5 VO$_2$ max的决定因素

VO$_2$ max由心排出量、动脉血氧含量、心排量运输至运动肌肉群的百分数以及运动肌群摄取氧的能力所决定。VO$_2$ max也受年龄、性别、身高、体重的影响。

正常情况下，通气量不是影响VO$_2$的因素。但是，在机体没有足够能力清除有氧代谢和碳酸氢盐缓冲乳酸产生的CO$_2$时，通气能力就成为限制VO$_2$上限的重要因素。因此，肺部疾病不仅影响肺相关指标，同时影响心功能相关指标（图1-1）。

2.2.6 VO$_2$ max的预测值

VO$_2$ max的预测值随年龄、性别、体形、脂肪率、日常运动种类、日常活动水平的不同而不同。把个体的VO$_2$ max和预估的VO$_2$ max比较时，须应用相同运动模式下所产生的预测值公式。不同国家对不同的VO$_2$ max正常预测值有不同的计算方式。值得注意的是，国内目前并没有标准的VO$_2$ max预测值公式，有待研究完善。以美国为例，表2-1为成年人脚踏车运动时VO$_2$ max方程式，即美国Hansen/Wasserman方程式。

表2-1　美国Hansen/Wasserman方程式

类别	计算公式
成年女性脚踏车运动时VO$_2$ max	理想体重（kg）= 0.65 × 身高（cm）- 42.8 VO$_2$ max = 0.001 × 身高（cm）×（14.783 - 0.11 × 年龄）+ 0.006 ×（实际体重 - 理想体重） （未满30岁的按30岁计算）
成年男性脚踏车运动时VO$_2$ max	理想体重（kg）= 0.79 × 身高（cm）- 60.7 若实际体重等于或大于理想体重： VO$_2$ max = 0.0337 × 身高（cm）- 0.000165 × 年龄 × 身高（cm）- 1.963 + 0.006 ×（实际体重 - 理想体重） 若实际体重小于理想体重： VO$_2$ max = 0.0337 × 身高（cm）- 0.000165 × 年龄 × 身高（cm）- 1.963 + 0.014 ×（实际体重 - 理想体重） （未满30岁的按30岁计算）

2.2.7 如何理解VO$_2$ max的异常值

若peak VO$_2$大于预测VO$_2$ max的84%，说明受试者不太可能有影响其心脏和肺部的显著临床疾病。

若运动过程中受试者出现呼吸困难，但其VO$_2$ max在正常范围内，通常受试者并没有严重的健康问题。但是这种轻微下降可能对受试者造成一定的心理压力，根据受试者的病史及其他临床症状可配合其他检查确定受试者是否有病理问题。若无其他疑点，则可以建议受试者进行一段时间的规律锻炼改善体质，再进行CPET复查。

2.2.8 导致VO$_2$ max低的原因

①受试者患有心脏疾病，影响循环系统向肌肉提供足够的氧。

②受试者患有肺部疾病而未能向肺部和血液输送足够的氧。

③受试者由于其他疾患（如肌肉关节疾患）在未达到其最大运动能力之前就停止运动。

④受试者没有尽最大努力运动。

⑤受试者平时缺乏锻炼而导致其运动能力低于其应有的水平。

2.2.9 VO$_2$ max和死亡率的关系

大量的研究表明VO$_2$ max可以预测预后，尤其对有并发症和死亡风险高的患者。

①没有重大疾病的人群中，VO$_2$ max较低，则寿命较短。

②VO$_2$ max与心脏和肺部手术的死亡风险及重大并发症密切相关。在其他重大手术中，VO$_2$ max与预后紧密关联。

③慢性心脏疾病中，VO$_2$ max较低，预示预后较差。

2.2.10 VO$_2$和功率的关系

VO$_2$和功率的关系是说明受试者进行体外做功时，人体内有多少氧被利用。VO$_2$作为功率的函数，VO$_2$和功率的关系之斜率（ΔVO$_2$/ΔWR）很重要，因为它测定有氧代谢做功的效率，表明VO$_2$增加与功率增加的关系，在一定量做功时所摄取的氧量，与年龄、性别和身高无关，ΔVO$_2$/ΔWR降低，理论上反映输送氧的能力减退，若结合氧脉搏、无氧阈的VO$_2$降低，更能有助于心血管疾病的诊断。$\Delta VO_2/\Delta WR$斜率变化范围是（10.2 ± 1.0）mL/（min·W）。

$\Delta VO_2/\Delta WR$的斜率取决于个体的体重。肥胖的人对外做一定的功时需要消耗更多的氧。这是因为受试者在脚踏车试验中需要消耗更多的氧来移动肢体，而在平板试验中需要更多的氧来移动全身。对成人分别进行两项脚踏车试验，发现无负荷60r/min运转下摄氧曲线随每千克体重约上移5.8mL/min。脚踏车试验中，尽管肥胖者的$\Delta VO_2/\Delta WR$的曲线上移，但它还是与正常人的相平行（图2-4A）。

如果肌群不能提取进行运动所需要的氧，则斜率将较正常者为小，轨迹低平，即VO_2随着功率增加而增加缓慢，将不能达到预计$VO_2 max$。斜率降低可能有数个原因，最常见的是外周利用氧的量下降，如受试者患瓣膜性心脏病、冠状动脉疾病，肺血管病或外周动脉疾病（图2-4B）。

若受试者患心血管系统疾病，$\Delta VO_2/\Delta WR$的线性关系常显示异常，与功率增加速率无关，低功率水平运动时VO_2随功率增加可正常递增，但当功率增加到接近$VO_2 max$时，VO_2上升速率减慢，摄氧功率斜率变小，呈非线性递增或斜率曲线变低平（图2-4C）。

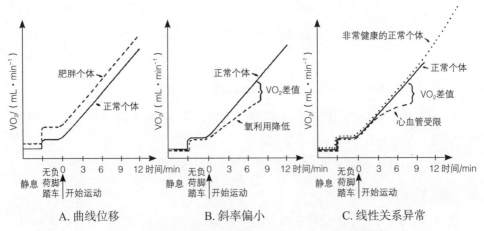

A. 曲线位移　　　　　B. 斜率偏小　　　　　C. 线性关系异常

图2-4　受试者患不同疾病时的$\Delta VO_2/\Delta WR$的曲线

［图片引用自《心肺运动试验的原理和解读——病理生理及临床应用》（第5版）］

要点

● 在功率递增运动而非恒定功率运动试验获得$VO_2\,max$。

2.3 二氧化碳排出量

2.3.1 定义

二氧化碳排出量是指每分钟经肺呼出的二氧化碳量，用VCO_2表示，单位为mL/min。

2.3.2 如何测量VCO_2

吸入的空气中二氧化碳含量极低（约0.3%），测量呼出气体中的二氧化碳浓度并将其乘以每分钟通气量（VE）则可得出以mL/min为单位的VCO_2。

2.3.3 CO_2在体内是如何产生的?

CO_2产生于以下3条途径：有氧代谢产生CO_2；无氧代谢产生乳酸，体内碳酸氢根离子缓冲乳酸生成CO_2；体内乳酸性酸中毒后，呼吸中枢的调控产生CO_2。

在CPET运动起始阶段，磷酸肌酸向肌肉提供运动能量。随后有氧代谢参与能量提供，有氧代谢由底物氧化而产生CO_2：

$$底物 + O_2 \longrightarrow 能量 + CO_2$$

随着功率增加，无氧代谢参与能量提供，产生乳酸。乳酸中的H^+被体内缓冲系统中的HCO_3^-中和产生CO_2：

$$H^+La^- + K^+HCO_3^- \longrightarrow H_2O + CO_2 + K^+La^-$$

当体内HCO_3^-耗竭，机体开始出现乳酸性酸中毒。动脉血中H^+浓度升高导致呼吸加快、加深，VE增加，以排出更多的CO_2。

2.3.4 VCO_2 的正常图形（图2-5）

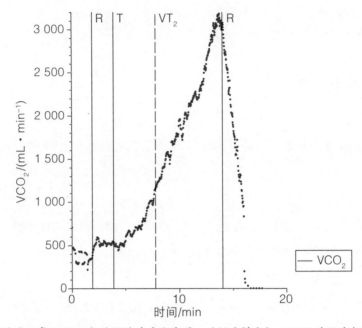

本图为反映正常人VCO_2与时间的关系曲线图，时间为横坐标，VCO_2为纵坐标，横坐标垂直竖线从左至右的R、T、VT_2和R分别代表热身开始、运动负荷开始、无氧阈时期和负荷结束的时间点。

图2-5 VCO_2的正常图形

要点

- CPET期间，CO_2产生于以下3条途径：有氧代谢产生二氧化碳；无氧代谢产生乳酸，体内碳酸氢根离子缓冲乳酸生成二氧化碳；体内乳酸性酸中毒后，呼吸中枢的调控产生二氧化碳。

- 运动中，随着通气量增加，VCO_2增加。

2.4 呼吸交换率

2.4.1 定义

呼吸交换率表示外呼吸过程中肺内每分钟VCO_2与每分钟VO_2之比，即$RER = VCO_2/VO_2$。用CPET期间VCO_2/VO_2作图。CPET初期阶段，$VCO_2 < VO_2$，即$RER <$

1.0。随着运动负荷的增加，$VCO_2 > VO_2$，RER＞1.0，所以RER可以协助判断AT。

2.4.2 意义

RER可以协助判定AT，也可用于评估CPET期间受试者的尽力程度，RER＞1.1提示用力程度满意。

AT过后，相对于VO_2而言受试者开始呼出更多的二氧化碳。

静息时或较低功率下，通常RER＜1.0，若RER＞1.0，提示急性过度通气。常见以下情况：

①过度通气会使VCO_2和VO_2增加，且后者增加的比例低于前者，因此RER＞1.0（如部分焦虑症患者在CPET静息状态下），此时的过度通气是肺泡的过度通气。

②如果肺疾病使死腔通气量增加，可能需要过度通气排出二氧化碳。

要点

- RER可以协助判断AT，也可用于评估CPET期间受试者的尽力程度，RER＞1.1提示用力程度满意。

- CPET初期RER应＜1.0。

2.5 无氧阈

2.5.1 定义

运动负荷增加到一定程度后，组织对氧的需求超过循环所能提供的氧供量，组织必须通过无氧代谢提供更多的氧。有氧代谢与无氧代谢的临界点称为无氧阈即AT，超过AT后有氧代谢产生的能量需要无氧代谢补充，肌肉和动脉血中的乳酸和乳酸/丙酮酸（L/P）比值增高。AT用VO_2的单位（mL/min或L/min）表示。

运动方式会影响正常受试者的AT，AT在平板运动中高于脚踏车运动。AT绝对值随年龄的增长而下降。

2.5.2 如何测量AT

从九宫图确定AT有两大类方法。

①V-slope法。将VCO_2-VO_2作图，AT处会出现一个拐点，当VCO_2增加大于

VO_2的增加时，坡度会变陡。这种确定AT的方法称为V-slope法（图2-6）。此方法同时测量VCO_2和VO_2，但不依赖于机体的肺通气反应，因此可以排除不规律呼吸对判断AT的影响，以此方法确定AT的方式见图2-7。此外VCO_2超过VO_2，即RER接近或等于1的时候也可确定AT，见图2-8。

VCO_2可以随VO_2的增长呈线性增长，其斜率为1或略<1，直至达到AT点。此后，VCO_2在AT以上增长得较快，斜率陡然增大。后段曲线斜率增大的程度取决于HCO_3^-缓冲乳酸的速率，折点处即为AT，这就是确定AT点的V-slope法。

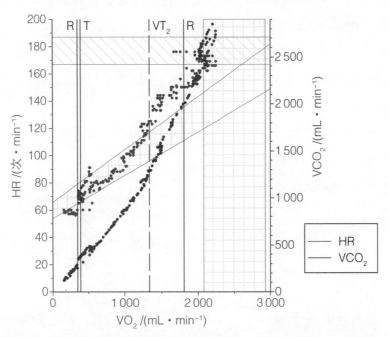

VO_2为横坐标，玫红色曲线以HR为纵坐标，反映VO_2与HR的关系，玫红色的水平线范围为最大HR的预测范围，玫红色的斜线范围代表正常人HR随VO_2变化的范围，玫红色的垂直线范围为最大VO_2的预测范围。蓝色曲线以VCO_2为纵坐标，反映VCO_2与VO_2的比例关系，横坐标垂直竖线从左至右的R、T、VT_2和R分别代表热身开始、运动负荷开始、无氧阈时期和负荷结束的时间点。

图2-6　HR-VO_2、VCO_2-VO_2曲线图

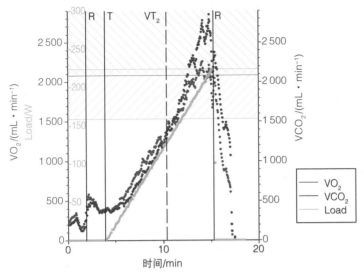

　　时间为横坐标，暗红色曲线以VO_2为纵坐标，反映VO_2与时间的变化关系，暗红色水平线以上的范围为VO_2 max的预测范围。蓝色曲线以VCO_2为纵坐标，反映VCO_2与时间变化的关系。绿色斜线为功率，反应功率与时间变化的关系。绿色的水平线范围为最大功率的预测范围。横坐标垂直竖线从左至右的R、T、VT_2和R分别代表热身开始、运动负荷开始、无氧阈时期和负荷结束的时间点。

图2-7　VO_2、VCO_2和功率随时间变化曲线图

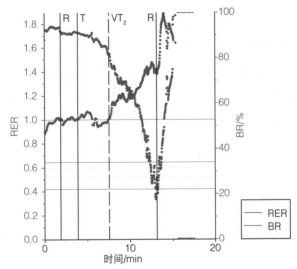

　　本图为RER和BR随时间变化的曲线图，时间为横坐标，纵坐标分别为呼吸交换率（VCO_2/VO_2，RER）和呼吸储备（BR）。其中棕色曲线代表RER，暗红色曲线代表BR。横坐标垂直竖线从左至右的R、T、VT_2和R分别代表热身开始、运动负荷开始、无氧阈时期和负荷结束的时间点。棕色水平线提示RER＝1.0，暗红色水平线范围代表BR的正常范围区间。

图2-8　RER和BR随时间变化曲线图

②通气当量法。随运动测试的功率增加，当VE第一次明显增加时，此时VCO$_2$增加也超过VO$_2$，因此VE/VO$_2$上升，而无VE/VCO$_2$同步增加，此VE/VO$_2$拐点就是AT，图2-9与此原理相似。当PetO$_2$上升而无PetCO$_2$同步下降时，此PetO$_2$的拐点为AT，见图2-10，这种确定方法称为通气当量法。此方法有时不能有效地测出AT，如出现不规则呼吸、功率增加不恰当、作图尺度不标准或对代谢性酸中毒通气反应较弱时会影响对AT的判断。

在功率递增运动的起始阶段，VCO$_2$与VO$_2$呈同步线性增长，之后无氧代谢参与到机体代谢后，VCO$_2$的增长开始超过VO$_2$的增长，此处即为AT（即图中的VT$_2$）。

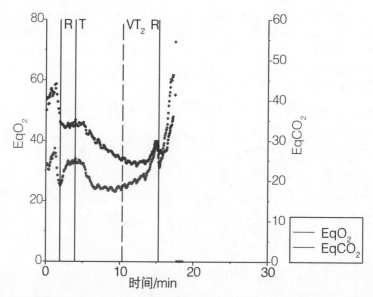

本图为反映通气效率随时间变化的曲线图，时间为横坐标，暗红色曲线以VE/VO$_2$为纵坐标，蓝色曲线以VE/VCO$_2$为纵坐标。横坐标垂直竖线从左至右的R、T、VT$_2$和R分别代表热身开始、运动负荷开始、无氧阈时期和负荷结束的时间点。

图2-9　EqO$_2$和EqCO$_2$随时间变化曲线图

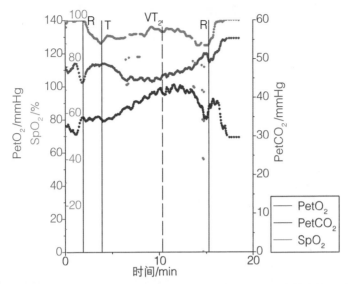

本图为反映$PetO_2$、$PetCO_2$和SpO_2随时间变化的曲线图，时间为横坐标，暗红色曲线以$PetO_2$为纵坐标，蓝色曲线以$PetCO_2$为纵坐标，橙色曲线以SpO_2为纵坐标。横坐标垂直竖线从左至右的R、T、VT_2和R分别代表热身开始、运动负荷开始、无氧阈时期和负荷结束的时间点。

图2-10　$PetCO_2$、$PetO_2$和SpO_2随时间变化曲线图

2.5.3　正常的AT

许多研究显示AT的最低值是VO_2 max预估值的40%。正常成人的AT与VO_2 max的比值在功率脚踏车或者平板运动中相似。运动员的AT与VO_2 max的比值相比于正常成人会大幅度增加，特别是进行他们擅长的运动时。运动员的AT可高达VO_2 max预估值的80%。

2.5.4　导致AT低的原因

当循环系统无法输送足够的氧供应代谢需求时，会发生无氧代谢。在CPET期间，低于正常运动强度而出现AT低的原因如下：

①心输出量低。

②全身肌肉较少。

③动脉血周围血氧饱和度低。

要点

● AT之后，VCO_2的增长开始超过VO_2的增长。

● AT之后，无氧代谢补充有氧代谢，并产生乳酸。

- HCO_3^- 缓冲乳酸产生更多的 CO_2。

- 正常情况下 AT 应 $>VO_2$ max 预估值（而非实测值）的 40%。

- AT 偏低主要是由于输送氧的能力受损，常由心脏病或外周血管病引起。

2.6 呼吸代偿点

2.6.1 定义

当乳酸超过体液缓冲系统，二氧化碳刺激通气，通气功能亢进的始点，称为呼吸代偿点。

2.6.2 RCP 指示什么

CPET 中，当功率进一步持续增大，无氧代谢产生的乳酸超过机体体液缓冲系统，开始出现酸中毒，乳酸性酸中毒导致血液 pH 值下降，刺激颈动脉体开始加大、加深呼吸代偿反应，使得 VE 增加速率超过 VCO_2，VE/VCO_2 明显增加，同时潮气末二氧化碳分压（$PetCO_2$）开始下降。这个 VE/VCO_2 的转折点就是 RCP（图 2-11）。RCP 时 VE/VCO_2 明显增加是多种因素作用的结果，如通气血流比例失调、心输出下降、肺动脉压和毛细血管压增加、死腔通气量增加等。RCP 的出现提示受试者出现了酸中毒。若受试者患有肺部疾病，则无法运动到出现酸中毒的程度。肺部疾病患者如果发生通气限制运动，亦不能通过增加通气来缓冲酸中毒，所以不会出现 RCP。

将 EqO_2 和 $EqCO_2$ 绘制在同一张图上，EqO_2 图出现 AT，此时 HCO_3^- 缓冲乳酸，在 $EqCO_2$ 图稍后出现 RCP，此时 HCO_3^- 缓冲完毕，出现了酸中毒。图 2-11 中 VT_1 即 AT，VT_2 即 RCP。

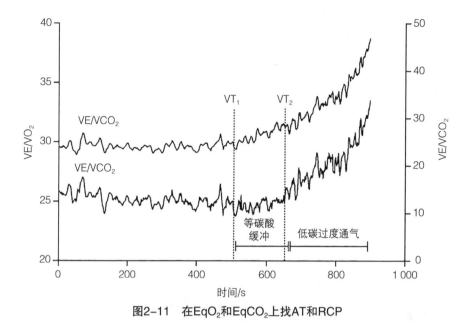

图2-11　在EqO_2和$EqCO_2$上找AT和RCP

［图片引用自《心肺运动试验的原理和解读——病理生理及临床应用》（第5版）］

要点

- CPET中如果出现清晰的RCP，说明受试者在运动过程中尽了最大努力。
- RCP出现说明代谢中产生的乳酸量已经不能被HCO_3^-缓冲，出现酸中毒。
- 若有清晰的RCP出现，则受试者患严重肺部疾病的可能性低。

2.7　心率

2.7.1　定义

心率指单位时间内心脏搏动的次数，通常指每分钟心跳的次数。单位为次/min。

2.7.2　窦性心律

正常窦性心律的冲动源于窦房结，频率为60～100次/min。心电图显示窦性心律的P波在Ⅰ、Ⅱ、aVF导联直立，aVR倒置；PR间期0.12～0.20s。窦性心律失常是由于窦房结冲动发放频率异常或窦性冲动向心房的传导受阻引致的。根据心电图及临床表现，窦性心律可分为窦性心动过速、窦性心动过缓、窦性停搏、窦房传导阻滞以及病态窦房结综合征。

成人窦性心律的频率超过100次/min则为窦性心动过速（sinus tachycardia）。窦性心动过速可见于健康人群吸烟，饮酒，饮茶或咖啡，体力活动，以及情绪激动时。某些病理状态如发热、甲状腺功能亢进、贫血、休克、心肌缺血、充血性心力衰竭以及使用肾上腺素、阿托品等药物亦可引起窦性心动过速。窦性心动过速通常逐渐开始和终止，频率大多在100~150次/min，偶有高达200次/min。刺激迷走神经可使其频率逐渐减慢，停止刺激后又加速至原先水平。窦性心动过速的治疗应针对病因和去除诱发因素，如治疗心力衰竭、纠正贫血、控制甲状腺功能亢进等。必要时β受体阻滞剂或二氢吡啶类钙通道阻滞剂（如地尔硫草）可用于降低HR。

2.7.3 正常的HR反应

在进行CPET期间，HR通常稳步上升，并在受试者停止运动时达到峰值（图2-12）。

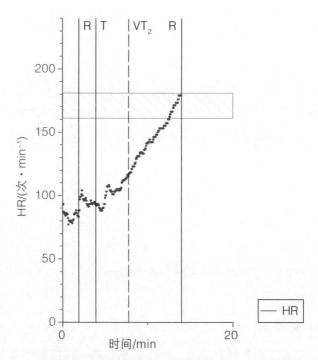

本图为反映正常人CPET期间HR与时间的关系曲线图，时间为横坐标，HR为纵坐标，横坐标垂直竖线从左至右的R、T、VT₂和R分别代表热身开始、运动负荷开始、无氧阈时期和负荷结束的时间点，粉红色的水平线范围代表HR的正常预测范围。

图2-12 正常的HR反应

在进行CPET时可以测到最大心率（maximum heart rate，HR max）。HR max和年龄相关，年龄增长，HR max降低，但其机制尚未明了。个体的HR max可以用以下公式预测：

$$预测HR\ max＝220-年龄$$

多数健康受试者通过最大努力进行运动测试的峰值心率能达到预测HR max或亚极量预测HR max（亚极量预测HR max＝预测HR max×85%）。

2.7.4　异常的HR反应

运动中异常的HR反应包括：心率储备（HRR）高、HR异常升高、1min HR恢复异常。

一般情况下HRR较小，小于15次/min。由于人群的差异性、受试者配合欠佳、服用β受体阻滞剂等影响HR的药物，或由于病态窦房结功能不全及外周血管、肺、内分泌、肌肉骨骼疾病等情况，可能无法达到峰值心率，导致HRR增加。

焦虑症患者在运动起始阶段会出现高HR的状况，在进入运动状态后HR的升幅会回归递增的状态。若出现持续高HR说明心功能低下，受试者的每搏输出量低，需要通过增加HR而增加心输出量（图2-13）。

1min HR恢复值：指最大运动HR与恢复期1min HR的差值，正常应＞12次，用于评估患者窦房结的变时功能。

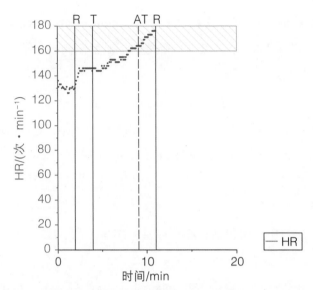

本图为反映焦虑症患者CPET期间HR与时间的关系曲线图，时间为横坐标，HR为纵坐标，横坐标垂直竖线从左至右的R、T、AT和R分别代表热身开始、运动负荷开始、无氧阈时期和负荷结束的时间点，粉红色的水平线代表HR的正常预测范围。静息期HR约130次/min，热身期HR较平稳，运动期HR的升幅回归正常递增状态。

图2-13　焦虑症患者的HR反应

2.7.5　VO_2和HR的关系

在功率递增运动过程中，正常情况下，HR随着VO_2增加呈线性增加，在没有传导障碍的心脏病患者中，每搏量在峰值附近出现轻度降低，从而引起HR-VO_2斜率增加；另外冠心病患者心肌缺血时随功率增加，VO_2增加速度变缓，如果没有使用β受体阻滞剂等药物影响患者的HR，他们的HR呈特征性的持续增加，HR-VO_2曲线更陡峭地上升，而偏离了较低功率时的斜率，这意味着每搏量减少，心排量的增加不能满足对氧气的需求。尽管HR-VO_2曲线的弯曲上升，不是在所有的心脏病患者中都能见到，但此观测法仍是一项有用的诊断，它提示随功率增加左心室功能明显减退。此外，肺血管疾病也会出现HR较快增长的反应。

要点

- 在CPET期间，运动应在受试者出现症状（如心绞痛或呼吸困难等），不宜继续运动的状况下停止。受试者是否达到了预测HR max不作为终止运动的主要指标。

- HR不能正常升高也被称为变时功能不全。心输出量＝每搏输出量×HR，因此心输出量会因为变时功能不全而下降。如受试者服用了β受体阻滞剂，或患有窦房结功能障碍可能会引起变时功能不全。

2.8 氧脉搏

2.8.1 氧脉搏的定义

氧脉搏指心脏每一次搏动的氧输送/氧摄取量，氧脉搏单位为mL/次。

2.8.2 氧脉搏的计算公式

氧脉搏 = VO_2（mL/min）/ HR（次/min）

$VO_2 = CO \times C_{(a-v)}O_2 = SV \times C_{(a-v)}O_2 \times HR$

氧脉搏 = VO_2 / HR = $CO \times C_{(a-v)}O_2$/HR = $SV \times C_{(a-v)}O_2$

注：CO（cardiac output），即心排出量；$C_{(a-v)}O_2$指机体动脉和混合静脉血氧含量之差，代表机体利用的氧含量；SV（stroke volume），即每搏输出量。

2.8.3 正常的氧脉搏图形（图2-14）

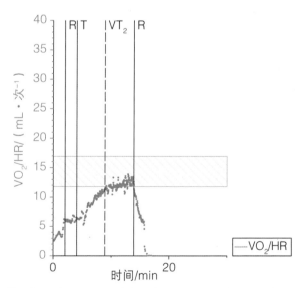

本图为反映正常人氧脉搏与时间的关系曲线图，时间为横坐标，氧脉搏为纵坐标，横坐标垂直竖线从左至右的R、T、VT_2和R分别代表热身开始、运动负荷开始、无氧阈时期和负荷结束的时间点，蓝色的水平线范围代表氧脉搏的正常预测范围。

图2-14 正常的氧脉搏图形

健康受试者氧脉搏的正常反应是：运动引起血流速度加快，静脉回心血量增加，使舒张末期心室容积提高，同时通过交感神经兴奋及儿茶酚胺分泌使心肌收缩力增强，减少收缩末期心室容积，二者共同作用，导致每搏量明显增加，每搏量的增加和心率的加快，使心输出量显著加大，当心率达到一定程度时，由于心舒张期缩减导致静脉回心血量减少，心肌收缩力的增强程度有限，使得搏出量不能持续升高。所以，在测试前期氧脉搏会随着每搏量的增加而增加，然后增速变缓，最大用力时可能到达平台期。

2.8.4 氧脉搏的正常值

通常说的氧脉搏的正常值指峰值氧脉搏。首先，明确个体所在群体预测峰值氧脉搏。然后，用个体实际获得的氧脉搏最大值和预测最大值进行比较。运动中氧脉搏高于预计值提示心肺功能优于平均水平，反之则提示心肺功能较差。氧脉搏预计值公式为：

$$氧脉搏预计值 = 峰值VO_2预计值 / 峰值HR预计值$$

一般个体氧脉搏值大于氧脉搏预计值的80%方为正常。

2.8.5 氧脉搏低的常见原因

2.8.5.1 心肌缺血

受试者在低功率水平运动时氧脉搏随功率增加可正常递增，运动中出现心肌缺血时，可能导致心室收缩功能下降，每搏量不能正常增加，有可能在心电图变化之前看到氧脉搏平台提前出现（图2-15）甚至氧脉搏下降（图2-16）。

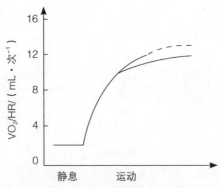

本图为反映氧脉搏与时间的关系曲线图，时间为横坐标，氧脉搏为纵坐标，虚线为正常的氧脉搏递增曲线，实线为心肌缺血患者的氧脉搏递增曲线。

图2-15 正常人和心肌缺血患者的氧脉搏递增曲线
（图片引用自 *CIRCULATION*）

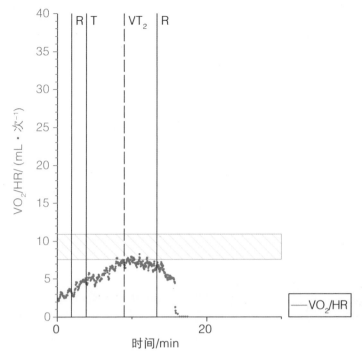

本图为反映氧脉搏与时间的关系曲线图，时间为横坐标，氧脉搏为纵坐标，心肌缺血患者的氧脉搏下降。横坐标垂直竖线从左至右的R、T、VT$_2$和R分别代表热身开始、运动负荷开始、无氧阈时期和负荷结束的时间点，蓝色的水平线范围代表氧脉搏的正常预测范围。

图2-16　心肌缺血患者的氧脉搏下降

2.8.5.2　心功能不全

尽管正常人停止运动时氧脉搏迅速下降，但左心室衰竭和运动诱发心肌缺血的患者氧脉搏常短暂上升，对该矛盾现象的解释是：运动停止时全身动脉血压下降，左心室后负荷随之下降，每搏量增加（图2-17）。氧脉搏在运动后期下降，停止运动后回升，这种现象也是心肌缺血的表现形式之一。

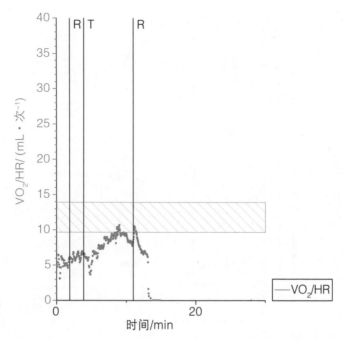

本图为反映氧脉搏与时间的关系曲线图，时间为横坐标，氧脉搏为纵坐标，心功能不全的患者氧脉搏呈反跳现象。横坐标垂直竖线从左至右的R、T和R分别代表热身开始、运动负荷开始和负荷结束的时间点，蓝色的水平线范围代表氧脉搏的正常预测范围。

图2-17 心功能不全患者氧脉搏呈反跳现象

2.8.5.3 肺血管疾病

肺血管阻力增加导致右心室后负荷增加，随着后期右心逐渐衰竭，右心搏出量下降，继而氧脉搏下降；右心室负荷增加时引起室间隔左移，导致左心舒张期回心血量减少，左心每搏量也会出现下降；肺动脉高压导致氧气从肺泡弥散进入红细胞的能力下降，从而导致外周SpO_2下降，而血氧饱和度下降可进一步影响氧气运输到骨骼肌细胞以及被骨骼肌细胞利用，导致外周骨骼肌利用氧的能力下降，最终导致氧脉搏下降。

要点

- 氧脉搏可用作心搏出量的间接指标。
- 健康受试者的氧脉搏在CPET期间应达到至少10mL/次。
- 若氧脉搏平台提前出现，且峰值氧脉搏＜10mL/次，提示可能是心输出量受损。

2.9 每分钟通气量

2.9.1 每分钟通气量

VE指每分钟吸入或呼出的气体总量，是VT与呼吸频率的乘积。正常成年人平静呼吸时，VT约为500mL，呼吸频率为12～18次/min，则VE为6～9 L/min。VE随性别、年龄、身材和活动量的不同而异。

每次吸入的气体，有一部分将留在鼻或口至终末细支气管之间的呼吸道内，不参与肺泡与血液之间的气体交换，这部分传导性呼吸道的容积称为解剖无效腔。进入肺泡的气体也可因血流在肺内分布不均而不能全部与血液进行气体交换。未能进行气体交换的这部分肺泡容积称为肺泡无效腔，正常人肺泡无效腔接近零。肺泡无效腔与解剖无效腔合称为生理无效腔。

焦虑受试者在CPET初始阶段会出现过度通气，但随着运动功率的上升，通气量会趋于稳定并平稳上升。

2.9.2 最大通气量

尽力作最深、最快呼吸时，每分钟所能吸入或呼出的最大气体量为最大通气量（maximal voluntary ventilation，MVV）。MVV是单位时间内充分发挥全部通气能力所能达到的通气量，是评估机体能达到的最大运动量的生理指标之一。测量MVV时一般只测12s或15s的最深、最快呼出气量，再乘以5或4。正常成年人最大通气量一般可达150L，是平静呼吸时VE（6L/min）的25倍。

让患者做最深且最快的呼吸来测量MVV，可能会让身体状况不良的患者无法完成，临床工作中也可以$FEV_1 \times 40$（或35）来推算，此公式也是MVV的估算公式。Cooper CB提出：VEmax＝（$FEV_1 \times 20$）+20。极量运动时，正常人的VEmax通常用MVV的50%～80%来估算，图2-18为CPET前做肺通气功能检查得到的最大呼气流速-容量曲线。

肺活量（vital capacity，VC）：最大吸气后能呼出的最大气体量。

用力肺活量（forced vital capacity，FVC）：最大吸气后用最大努力快速呼气所能呼出的全部气体量。

第1秒用力呼气容积（FEV$_1$）：最大吸气后用力快速呼气1s所呼出的最大气量。

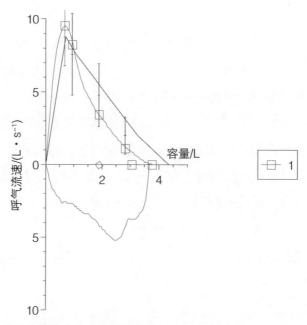

本图为CPET前做肺通气功能检查得到的最大呼气流速–容量曲线，容量为横坐标，呼气流速为纵坐标。

图2-18　最大呼气流速–容量曲线

2.9.3　呼吸储备

呼吸储备（breathing reserve，BR）反映极量运动时通气反应和最大呼吸能力的关系。未经训练的正常人在进行其最大运动时通常没有通气功能的限制，极量运动时能进一步增加通气，通气潜力可以从MVV中估算。MVV代表通气能力，MVV与VE max之间的差值，或者差值占MVV的百分数，可用于衡量BR，即MVV–VE max或（MVV–VE max）/MVV（％）。

对MVV和VE max之间的关系的研究很多，其中发现VE max约占MVV的50%～80%，换言之，BR占20%～50%。若VE max＞80% MVV，被认为BR低。健康人群或心脏病患者的最大运动能力往往受限于循环系统而非呼吸系统，因为BR能力远大于心脏储备能力。

2.9.4 VE的正确图形（图2-19）

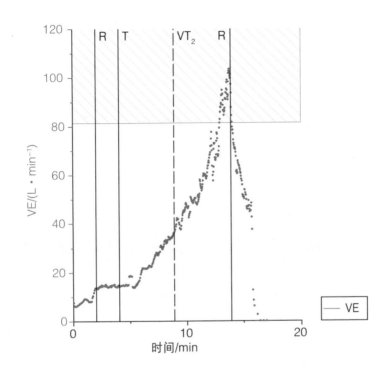

　　本图为反映正常人VE与时间的关系曲线图，时间为横坐标，VE为纵坐标。横坐标垂直竖线从左至右的R、T、VT₂和R分别代表热身开始、运动负荷开始、无氧阈时期和负荷结束的时间点，橙色的水平线范围代表VE的正常预测范围。

图2-19　VE的正确图形

2.9.5 肺部疾病患者通气受限的经典图形（图2-20）

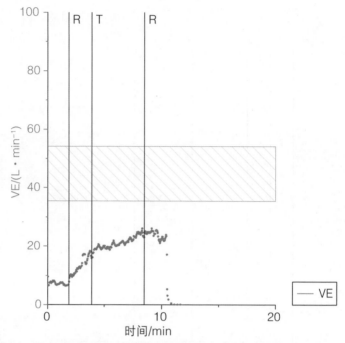

本图为反映肺部疾病患者VE与时间的关系曲线图，时间为横坐标，VE为纵坐标。横坐标垂直竖线从左至右的R、T和R分别代表热身开始、运动负荷开始和负荷结束的时间点，橙色的水平线范围代表VE的正常预测范围。

图2-20 肺部疾病患者通气受限的经典图形

2.9.6 潮气量

VT是指静息或运动时每次吸入或呼出的气量。它与年龄、性别、体重、呼吸习惯、代谢能力等有关。通常成年人的VT为8～10mL/kg。

在健康受试者中，低-中等强度运动期间VT会增加。随着功率的增加，VT增加有限，通气量的增加将依靠呼吸频率的增加。肺部疾病患者的VT随着VE变化而趋于平坦，这类患者的通气量增加更多的是依靠呼吸频率的增加而非VT的增加。

深吸气量（inspiratory capacity，IC）是平静呼气末用力吸气所能吸入的最大气量。

运动时正常人VT通常小于静息时IC的70%，VT与IC的比值罕见超过0.8。

2.9.7　VT随着VE变化的图形

图2-21为正常人（图2-21A）、阻塞性肺部疾病患者和限制性肺部疾病患者在功率递增运动试验中VT随VE的改变情况。曲线末端表示个体VE max，垂直虚线表示个体的最大通气量（MVV），水平虚线显示肺活量（VC）和深吸气量（IC）在y轴上的值。VE max与MVV在x轴上的差值即为BR，阻塞性肺部疾病患者，BR很小（图2-21B），限制性肺部疾病患者，IC降低，接近和达到峰值运动时VT较接近IC（图2-21C）。

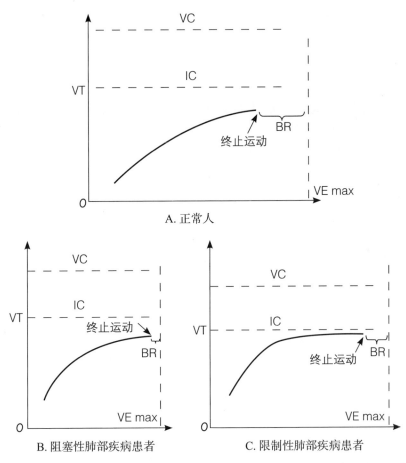

图2-21　正常人、阻塞性肺部疾病患者和限制性肺部疾病患者在CPET期间VT随VE的改变

要点

● CPET期间的VE会增加。

- 正常人的运动通常不会因BR不足而受限。
- CPET初始阶段，以VT增加为主，后期以呼吸频率增加为主。
- 运动员可以因运动强度更大、时间更长而达到VE max的预测值。

2.10 通气当量

2.10.1 定义

通气当量指机体摄取1L的氧气或呼出1L的二氧化碳需要的VE，其中氧通气当量（EqO_2）的计算公式为每分钟通气量除以摄氧量（VE/VO_2），同样二氧化碳通气当量（$EqCO_2$）的计算公式为每分钟通气量除以二氧化碳排出量（VE/VCO_2），VE/VO_2反映机体摄取氧的能力，VE/VCO_2反映通气效率。

2.10.2 通气当量的应用

EqO_2的最低点提示肺部处于最佳状态，此时通过计算摄入的每升氧需要多少VE可以了解肺部功能。CPET期间，心输出量增加，肺尖血管被充盈，肺部的灌注更均匀，通气和血流的匹配程度更好。

CPET达到AT后，EqO_2升高。此时VE增加以排出缓冲乳酸而产生的CO_2，VO_2的增加速度低于VE增加速度，功率递增运动中VE/VO_2的最低点，即为AT，VE/VCO_2的最低点，即为RCP。

2.10.3 通气当量的正常值

AT时，VE/VO_2值为26.5 ± 4.4，VE/VCO_2值为29.1 ± 4.3。

2.10.4 VE、酸中毒和VCO_2

VE越高，VCO_2越高。若通气量高，VCO_2较低，则提示肺功能有问题。

极量运动时，若乳酸未能被碳酸氢盐缓冲，血液中会出现更多酸，引起酸中毒。酸中毒会刺激通气，通气驱动会大大增加（图2-22），从而出现酸中毒时的呼吸补偿（图2-23）。

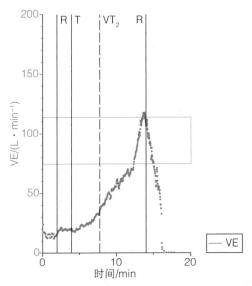

本图为反映VE与时间的关系曲线图，时间为横坐标，VE为纵坐标。横坐标垂直竖线从左至右的R、T、VT₂和R分别代表热身开始、运动负荷开始、无氧阈时期和负荷结束的时间点。

图2-22　VE与时间的关系曲线图

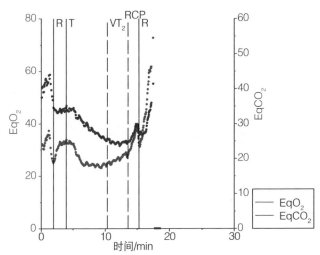

本图为反映EqCO₂与时间的关系曲线图，时间为横坐标，EqCO₂为纵坐标。横坐标垂直竖线从左至右的R、T、VT₂、RCP和R分别代表热身开始、运动负荷开始、无氧阈时期、呼吸代偿点和负荷结束的时间点。

图2-23　酸中毒时的呼吸补偿

2.10.5　碳酸血症

动脉血二氧化碳分压（partial pressure of carbon dioxide in arterial blood，$PaCO_2$）决定了二氧化碳进入肺泡的速度。如果受试者通气过度进而降低了

$PaCO_2$，则呼出气体中二氧化碳少。若$PaCO_2$高，则在既定的通气下，会有更多的二氧化碳被呼出。

2.10.6　VE/VCO_2（$EqCO_2$）

VE/VCO_2（$EqCO_2$）高表明大量的通气浪费在死腔上（通气血流比例失调），或者是过度通气导致$PaCO_2$低。严重心力衰竭的患者过度通气导致$PaCO_2$低，$PaCO_2$低会导致周期性呼吸出现，是心力衰竭预后差的征兆。

2.10.7　二氧化碳通气当量斜率

二氧化碳通气当量斜率（VE/VCO_2 slope）是VE（y轴）与VCO_2（x轴）的关系，常根据运动中所有数据由线性回归计算得出（图2-24），表明肺换气效率，代表呼吸系统通气灌注的匹配，反映疾病（包括心力衰竭、肥厚型心肌病、肺动脉高压、继发性肺动脉高压、慢性阻塞性肺病、间质性肺病）严重程度和预后。VE/VCO_2 slope<30为正常，随年龄增长可能轻微上升。

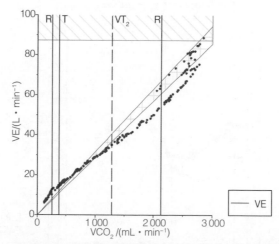

VE为横坐标，VCO_2为纵坐标，曲线斜率为VE/VCO_2 slope。横坐标垂直竖线从左至右的R、T、VT_2和R分别代表热身开始、运动负荷开始、无氧阈时期和负荷结束的时间点。棕色的水平线范围代表VE的正常预测范围，棕色的斜线范围代表VE/VCO_2 slope的正常预测范围。

图2-24　VE/VCO_2 slope

要点

- AT后，VCO_2增加，EqO_2随着通气量的增加而增加，而VO_2增加较少。
- VE/VCO_2可以帮助确定呼吸代偿点和评估通气效率。
- VE/VCO_2 slope<30为正常，随年龄增长可能轻微上升。

2.11　血压

2.11.1　定义

动脉血管内血液对于单位面积血管壁的侧压力，称为血压。在一个心动周期中，BP随着心室的收缩与舒张会发生有规律的波动。心室收缩射血时，血压急剧升高，在心室收缩中期达到最大，称收缩压（systolic blood pressure，SBP）。心室舒张时，血压下降，在心室舒张末期降至最低，称舒张压（diastolic blood pressure，DBP）。

2.11.2　运动中正常的BP反应

运动导致BP的收缩压显著增高，在剧烈运动时，收缩压可高达190mmHg，甚至更高。不同运动形式血压的舒张压变化情况不同，动力性运动时收缩压明显升高，舒张压变化相对较小，甚至可能略有下降，主要原因是运动导致心脏收缩增强，血流速度加快使BP增高，但同时运动时交感舒血管神经兴奋，使外周血管扩张，加之肌肉收缩的推挤加快静脉回流，使动静脉压力差增加，促进了动脉血外流，使得外周阻力相对下降，以上升压和降压两种因素的共同作用，使得舒张压变化幅度较小。

正常人每增加1MET（metabolic equivalent，代谢当量），收缩压即增加7～10mmHg，最大运动时收缩压升高程度差异较大，可升高50～70mmHg，升高程度与功率增加成正比，正常人运动时舒张压改变不大或轻度下降4～8mmHg。

2.11.3　运动中异常的BP反应

运动血压异常减低指运动时血压较运动前降低或升高不到20mmHg。主动脉流出道阻塞、严重的左心室功能障碍、心肌缺血和使用某些类型的药物（如β受体阻滞剂），可能导致收缩压上升不足（<20mmHg）或降低。

运动性高血压尚无统一的评判标准，常见的有以下几种。

①运动时收缩压男性≥220mmHg、女性≥200mmHg。

②运动时收缩压>200mmHg，或舒张压较运动前上升10mmHg，或舒张压>90mmHg。

③在运动时或运动后2min内，收缩压男性≥210mmHg、女性≥190mmHg。

④用功率自行车进行试验，运动时血压出现的峰值：男性>220/85mmHg、

女性＞200/80mmHg。

⑤运动后恢复期血压的诊断标准。一般男性和女性运动后恢复期3min收缩压与运动高峰时收缩压的比值＞0.9，诊断为运动性高血压。

血压反应性明显升高（≥250/120mmHg，无明显症状），为终止运动试验的相对指征。

2.12 血氧饱和度

2.12.1 定义

血液中被氧结合的氧合血红蛋白的容量占全部可结合的血红蛋白容量的百分比，称为血氧饱和度，用SpO_2表示。

2.12.2 SpO_2降低的原因

在CPET中主要有以下3个原因导致SpO_2下降。

①弥散受损。

②通气血流比例失衡。

③右向左分流。

CPET期间，心输出量增加，血液通过肺毛细血管流动更快；由于血红蛋白完全饱和需要一定的时间，如果肺部功能正常，不会发生SpO_2下降。如果炎症或者纤维化导致肺泡壁增厚而引起的弥散障碍，肺毛细血管中血液SpO_2达到相同水平需要更长时间，运动时血液在毛细血管中停留的时间减少，PaO_2（动脉血氧分压）下降，导致SpO_2降低。

直立时，血液多在肺底。运动时心输出量增加，肺顶的血管张开，血流量增加，通气血流比例匹配更均匀。如果受试者患有慢性阻塞性肺疾病，肺的某些部分会过度膨胀，肺血管被拉伸得非常细，而运动中这些部分也不能容纳更多的血液。血液必须流向肺的其他部分，使其他部分过度灌注，导致SpO_2下降。

若受试者有卵圆孔未闭的问题，在运动中右心室的压力升高会出现右向左分流，导致SpO_2突然下降。

要点

• CPET期间，SpO_2下降超过5%提示存在肺部疾病或肺循环功能障碍。

- SpO_2下降的主要原因是肺部疾病和肺循环功能障碍。
- 冠心病患者在运动时SpO_2较少下降。

2.13 摄氧效率斜率

2.13.1 定义

摄氧效率斜率（oxygen uptake efficiency slope，OUES）是根据心肺运动试验的动态摄氧率，采用对数曲线拟合的方法，分析递增负荷运动试验中摄氧量（VO_2）与部分通气量（VE）之间的关系，建立回归方程，计算得出的值为OUES值。

2.13.2 测量公式

OUES预计值的计算采用Hollenberg等的预测公式（Hollenberg and Tager公式），具体为：男性OUES＝1 320−26.7×年龄+1 394×体表面积，女性OUES＝1 175−15.8×年龄+841×体表面积。成人体表面积计算公式（Stevenson公式）：体表面积（m^2）＝0.006 1×身高（cm）+0.012 8×体重（kg）−0.152 9。

2.13.3 正常值

决定OUES大小的主要因素有3个：

①动脉血二氧化碳分压。

②CO_2产生量，包括细胞代谢（主要是肌肉）产生的CO_2和H^+缓冲碳酸氢盐产生的CO_2，主要是由外周动脉的充盈量所决定。

③死腔通气量与潮气量比值（VD/VT），主要是由肺动脉的充盈量所决定。

2.13.4 OUES介于正常值的临床意义

OUES可作为CPET的一个亚极量运动指标，能很好地反映受试者的心肺功能；其优点在于取75%、90%和100%运动时间时，OUES值大小变异性很小，因此尤其适用于儿童或因疾病而无法完成极量运动的患者。OUES与心肺运动能力成正比，其值越大，提示被检者心肺运动能力越强。它代表机体摄氧和利用氧气的能力以及心血管系统、骨骼肌系统和呼吸系统的协作功能；反映了通气倍增情况下VO_2增加的绝对效率，预示着肺转移氧气到全身各处的效率。

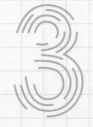

心肺运动试验九图的解读

3.1 摄氧量、二氧化碳排出量和负荷随时间变化曲线图

图3-1说明了受试者整体的运动表现能力以及有氧代谢做功的效率。健康受试者运动时，随着负荷的增加，VO_2呈线性增长。受试者出现心肌缺血时，心肌收缩力减弱，每搏输出量减少，在低功率水平运动时，VO_2与功率可呈正常线性关系，随着负荷的增加，VO_2增长的速度减慢，出现平台期，VO_2/WR比值下降或VO_2/WR曲线逐渐低平。

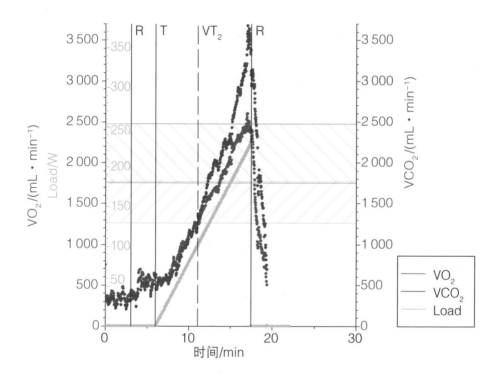

时间为横坐标，VO_2、负荷和VCO_2为纵坐标，其中暗红色散点图为VO_2，蓝色散点图为VCO_2，绿色折线图为负荷线。横坐标垂直竖线从左至右的R、T、VT_2和R分别代表热身开始、运动负荷开始、无氧阈时期和负荷结束的时间点。绿色水平线区间代表了负荷的正常预测范围，暗红色水平线区间为VO_2的正常预测范围。根据斜率$\Delta VO_2/\Delta WR$可预计出VO_2随负荷增长而上升的速度。

图3-1 VO_2、VCO_2和Load随时间变化曲线图

外周动脉缺血性疾病、慢性心力衰竭、肺血管疾病导致外周血流量减少，肌肉不能获得足够的氧气进行运动，故随着负荷的增加，VO_2的增长变缓，难以达到$VO_2 \, max$。

常见人群

①正常人：随着负荷的增加，VO_2呈线性增长（图3-2A）；正常人的CPET数据详见图3-19A。

②冠心病患者：VO_2在较低负荷时正常增加，但随着负荷增加，VO_2不能正常增加，peak VO_2降低（图3-2B）；冠心病患者的CPET数据详见图3-19B。

③心力衰竭患者：peak VO_2降低，无氧阈极低（图3-2C）；心力衰竭患者的CPET数据详见图3-19C。

④肺动脉高压患者：平均$\Delta VO_2 / \Delta WR$降低，peak VO_2降低（图3-2D）；肺动脉高压患者的CPET数据详见图3-19D。

⑤肺气肿患者：peak VO_2降低（图3-2E）；肺气肿患者的CPET数据详见图3-19E。

⑥肥胖患者：开始运动时VO_2大幅度上升（图3-2F）；肥胖患者的CPET数据详见图3-19F。

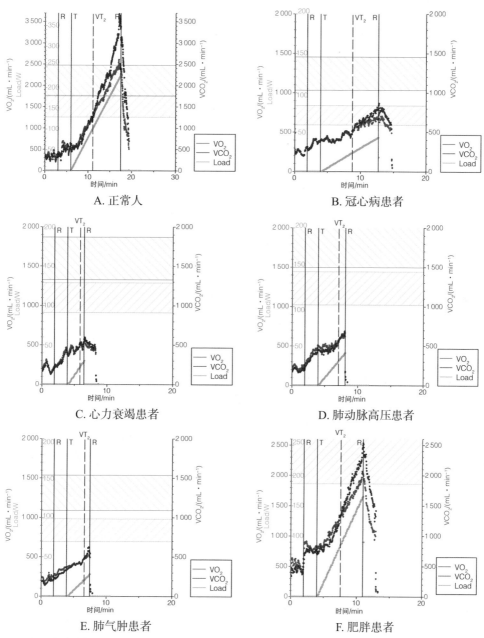

A. 正常人

B. 冠心病患者

C. 心力衰竭患者

D. 肺动脉高压患者

E. 肺气肿患者

F. 肥胖患者

时间为横坐标，VO_2、VCO_2和Load为纵坐标，其中暗红色散点图为VO_2，蓝色散点图为VCO_2，绿色折线图为负荷线。横坐标垂直竖线从左至右的R、T、VT_2和R分别代表热身开始、运动负荷开始、无氧阈时期和负荷结束的时间点。绿色水平线区间代表了功率的正常预测范围，暗红色水平线区间为VO_2的正常预测范围。斜率$\Delta VO_2 / \Delta WR$可预计出VO_2随负荷增长而上升的速度。

图3-2 不同疾病患者VO_2、VCO_2和Load随时间变化曲线图

3.2 心率、氧脉搏随时间变化曲线图

在健康受试者中，心率会随着运动负荷的增加而上升，直到运动停止达到峰值。而心脏功能异常的受试者通常会出现较大的心率增加（斜率骤升）。如伴有变时功能不全或服用β受体阻滞剂，HR max也有可能降低（图3-3）。

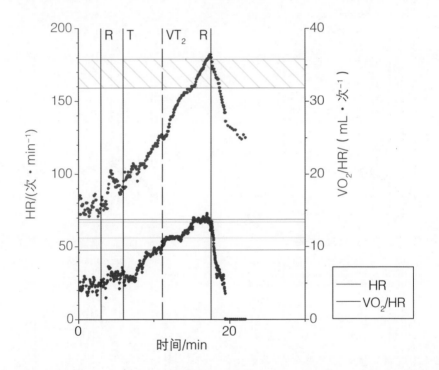

时间为横坐标，HR、VO_2/HR为纵坐标，其中玫红色散点图为HR，蓝色散点图为氧脉搏。横坐标垂直竖线从左至右的R、T、VT_2和R分别代表热身开始、运动负荷开始、无氧阈时期和负荷结束的时间点。垂直于纵坐标的玫红色实线代表预测HR max的范围区间。预测HR max＝220-年龄。亚极量预测HR max＝85%×HR max。垂直于纵坐标的蓝色实线代表该年龄段、该身高和体重预测氧脉搏值的正常区间。氧脉搏预计值（mL/次）＝预计峰值VO_2（$mL\cdot min^{-1}$）/预计峰值HR（$次\cdot min^{-1}$）。

图3-3 HR、VO_2/HR随时间变化曲线图

VO_2和HR的比值为氧脉搏，它的值取决于心搏出量和动静脉血氧含量差。而动静脉血氧含量差取决于可利用的血红蛋白量、肺的血氧合能力和外周的氧摄

取能力。在功率递增运动中，氧脉搏早期随着功率递增呈线性增加，当氧脉搏接近最大值时，氧脉搏增加的速度会逐渐下降。

心脏病（如心肌缺血、心力衰竭、心肌病）患者每搏输出量降低，$C_{(a-v)}O_2$在低功率时已达到最大值，故氧脉搏曲线表现为低平或提前出现平台，氧脉搏最大值降低。与心脏病患者氧脉搏降低的机制不同，慢性阻塞性肺疾病患者主要以摄氧障碍为主，引起HR代偿性增加，从而导致氧脉搏下降。氧脉搏运动期下降且在停止运动后反跳性升高提示左心室衰竭和运动诱发心肌缺血，这是由于运动停止时，血压立即下降，左心室后负荷降低，左室射血功能得到了改善，每搏输出量从而增加。综上，氧脉搏曲线低平、氧脉搏曲线提前出现平台、氧脉搏运动中下降、氧脉搏运动中下降且停止运动后反跳性升高或最大氧脉搏降低均代表氧脉搏异常，往往提示心肌缺血，需进一步鉴别心肌缺血的原因。

常见人群

①正常人：在热身阶段，HR迅速增加。随后，随着功率增加而线性增加，达到其预计HR max。随着功率递增，氧脉搏也随之增加，氧脉搏后期增加速度低于早期增加速度（图3-4A）。

②冠心病患者：氧脉搏不能正常增加，呈现平台（图3-4B）。

③心力衰竭患者：氧脉搏不能正常增加，极早到达AT，因循环受限影响继续运动（图3-4C）。

④肺动脉高压患者：峰值氧脉搏异常减低（图3-4D）。

⑤肺气肿患者：峰值氧脉搏异常减低，心率变时功能不全（图3-4E）。

⑥肥胖患者：起始阶段氧脉搏异常升高（图3-4F）。

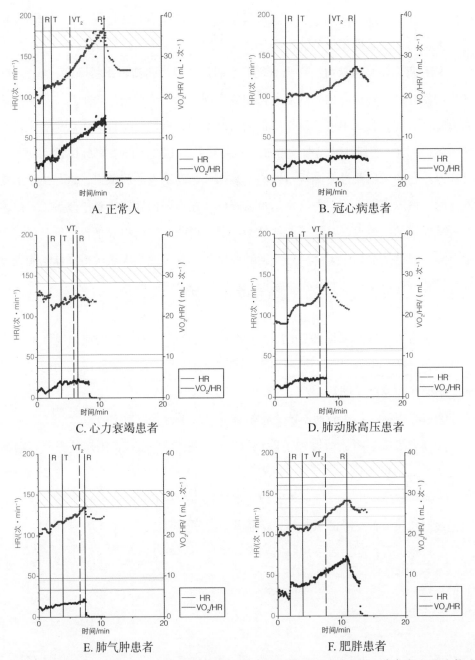

A. 正常人　　　　　　　　　　　B. 冠心病患者

C. 心力衰竭患者　　　　　　　　　D. 肺动脉高压患者

E. 肺气肿患者　　　　　　　　　　F. 肥胖患者

　　时间为横坐标，HR、VO₂/HR为纵坐标，其中玫红色散点图为HR，蓝色散点图为氧脉搏。横坐标垂直竖线从左至右的R、T、VT₂和R分别代表热身开始、运动负荷开始、无氧阈时期和负荷结束的时间点。纵坐标平行玫红色实线代表预测HR max的范围区间。纵坐标平行蓝色实线代表该年龄段、该身高和体重预测氧脉搏值的正常区间。

图3-4　不同疾病患者HR、VO₂/HR随时间变化曲线图

3.3 心率–摄氧量、二氧化碳排出量–摄氧量曲线图

正常人随着运动负荷增加，HR随VO_2呈线性上升，直至二者都达到最大预计值。心肌缺血的患者在运动中随着功率增加，VO_2增速减慢，因此HR–VO_2曲线上升相对更陡，呈现低氧耗–高心率的趋势。肺血管疾病、低氧血症、贫血等疾病的患者，其HR–VO_2曲线变陡，是由于静脉回流受阻，心排量降低或氧运输功能受损造成的（图3-5）。

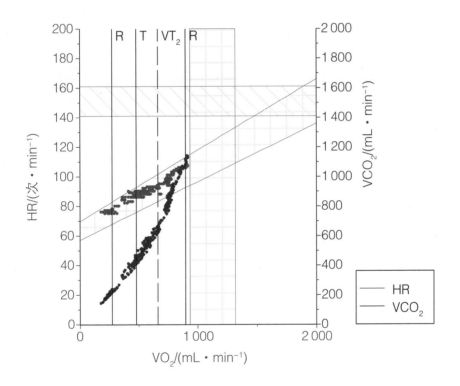

本图反映在一定VO_2下，机体HR和VCO_2的数值，VO_2为横坐标，HR和VCO_2为纵坐标。玫红色散点代表HR–VO_2，蓝色散点代表VCO_2–VO_2。横坐标垂直竖线从左至右的R、T、VT_2和R分别代表热身开始、运动负荷开始、无氧阈时期和负荷结束的时间点。最上方玫红色水平线代表预测HR max区间。两条玫红色斜线代表HR/VO_2的正常范围区间，垂直于横坐标的玫红色区间代表VO_2的预测值区间。

图3-5　HR–VO_2、VCO_2–VO_2曲线图

蓝色散点图代表VCO_2随VO_2的增长呈线性增长，前期其斜率为1或略小于1，直至达到AT。此后，VCO_2的增长速度超过VO_2，曲线斜率增大的程度取决于HCO_3^-缓冲乳酸的速率，这就是V-slope法确定AT点的原理。

常见人群

①正常人：VCO_2随VO_2的增长呈线性增长，前期其斜率为1或略小于1，直至达到AT（图3-6A）。

②冠心病患者：HR-VO_2斜率较大（图3-6B）。

③心力衰竭患者：HR-VO_2斜率较大，AT低于正常值（图3-6C）。

④肺动脉高压患者：HR-VO_2斜率较大，AT低于正常值（图3-6D）。

⑤肺气肿患者：运动中心率能达到预测心率，患者因呼吸受限而提前终止运动测试（图3-6E）。

⑥肥胖患者：AT正常，运动起始心率异常升高，VO_2大幅度上升（图3-6F）。

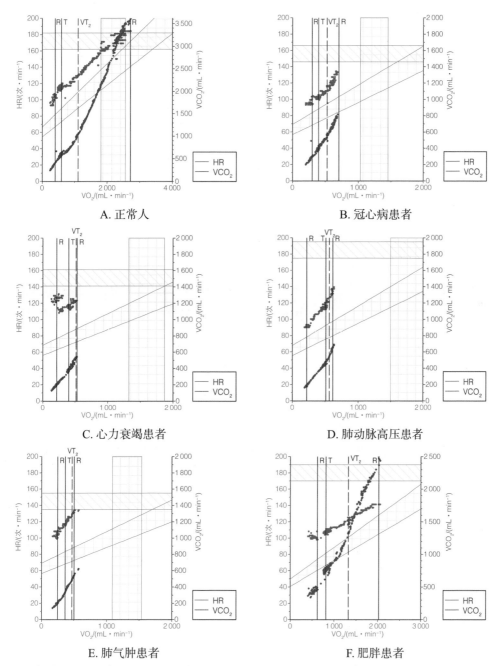

A. 正常人　　　　　　　　　　B. 冠心病患者

C. 心力衰竭患者　　　　　　　D. 肺动脉高压患者

E. 肺气肿患者　　　　　　　　F. 肥胖患者

　　本系列图反映在一定VO₂下，机体HR和VCO₂的数值，VO₂为横坐标，HR和VCO₂为纵坐标。玫红色的散点代表HR-VO₂，蓝色散点代表VCO₂-VO₂。横坐标垂直竖线从左至右的R、T、VT₂和R分别代表热身开始、运动负荷开始、无氧阈时期和负荷结束的时间点。最上方玫红色水平线代表预测HR max区间。两条玫红色斜线代表HR/VO₂的正常范围区间。

图3-6　HR–VO₂、VCO₂–VO₂曲线图

3.4 二氧化碳通气当量和氧通气当量随时间变化曲线图

$EqCO_2$ 和 EqO_2 分别代表 VE 与 VCO_2、VO_2 的比值，反映了 VE 与血流的匹配状况。$EqCO_2$ 体现了 CO_2 从体内清除的通气效率，即排出 1L CO_2 所需要的 VE，其值越高，表示肺血流完成气体交换的无效通气越多。AT 时 $EqCO_2$ 受早期过度通气的影响较小，与 RCP 时 $EqCO_2$ 相比，变异稍小，故通常偏向于选择 AT 时的 $EqCO_2$ 来评价通气效率。

正常人运动过程中，在 AT 以下的功率运动时，VE 和 VCO_2 均呈线性增长，$EqCO_2$ 保持较为平缓或降低的趋势；在 AT 之上的功率运动时，乳酸的增加刺激 VE 增强，与此同时人体内的碳酸氢盐缓冲系统与代谢产生的 H^+ 反应生成 CO_2 使 VCO_2 增强，$EqCO_2$ 在一段时间内保持不变（等碳酸缓冲阶段），随着功率进一步增加，pH 下降刺激呼吸感受器加强通气驱动导致过度通气，$EqCO_2$ 开始升高；而由于在运动过程中 VO_2 始终保持相对线性增长，VE 的两次增强导致 EqO_2 在 AT 及 RCP 也出现两次明显增强。因此可通过 EqO_2 的第一次增长点确定 AT 点，通过 $EqCO_2$ 的第一次增长点和 EqO_2 的第二次增长点确定 RCP（图 3-7）。

$EqCO_2$ 和 EqO_2 的异常结果主要同死腔通气量与潮气量比值（VD/VT）有关，VD/VT 增高的疾病患者运动过程中所需的 VE 更高，使得 $EqCO_2$ 和 EqO_2 也更高，疾病越严重，通气当量也越高。慢性心力衰竭、肺血管炎、慢性阻塞性肺疾病、肺血管闭塞、结节病等患者通气-血流比例失衡，VD/VT 升高，其 $EqCO_2$ 和 EqO_2 更高。而冠心病、外周动脉疾病、肥胖等 VD/VT 未受影响患者 $EqCO_2$ 和 EqO_2 无明显增高。

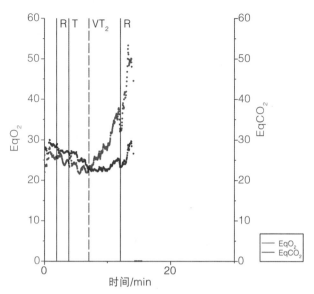

时间为横坐标，EqO_2（VE/VO_2）、$EqCO_2$（VE/VCO_2）为纵坐标。横坐标垂直竖线从左至右的R、T、VT_2和R分别代表热身开始、运动负荷开始、无氧阈时期和负荷结束的时间点。

图3-7 EqO_2和$EqCO_2$随时间变化曲线图

常见人群

①正常人：EqO_2由于VE的变化在AT点和RCP有两次明显的增高，$EqCO_2$在RCP达到最低点然后增高（图3-8A）。

②冠心病患者：EqO_2和$EqCO_2$与正常人趋势一致，无明显病理变化，未达到RCP（图3-8B）。

③心力衰竭患者：心力衰竭导致肺瘀血，肺通气-血流失衡，VD与VT的比值升高，为完成运动所需VE进一步升高，EqO_2和$EqCO_2$较正常人更高，运动中EqO_2和$EqCO_2$的变化趋势较正常人平缓，改变较小，氧的提取效率及二氧化碳排除效率都较低。（图3-8C）

④肺动脉高压患者：肺通气-血流失衡，VD与VT的比值升高，EqO_2和$EqCO_2$较正常人更高（图3-8D）。

⑤肺气肿患者：由于肺过度膨胀、弹性减退，VD与VT的比值升高，EqO_2和$EqCO_2$较正常人更高（图3-8E）。

⑥肥胖患者：患者无明显通气功能障碍，肺通气-血流未受影响，VD与VT

的比值不变，EqO_2和$EqCO_2$不增加（图3-8F）。

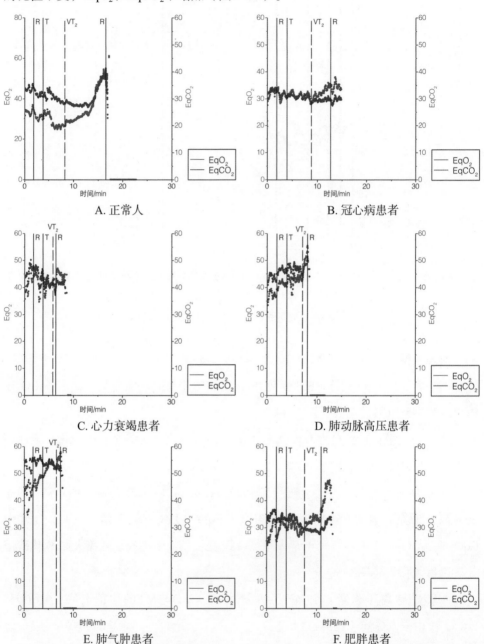

A. 正常人　　　　　　　　　　　B. 冠心病患者

C. 心力衰竭患者　　　　　　　　D. 肺动脉高压患者

E. 肺气肿患者　　　　　　　　　F. 肥胖患者

时间为横坐标，EqO_2（VE/VO_2）、$EqCO_2$（VE/VCO_2）为纵坐标。横坐标垂直竖线从左至右的R、T、VT_2和R分别代表热身开始、运动负荷开始、无氧阈时期和负荷结束的时间点。

图3-8　不同疾病患者EqO_2和$EqCO_2$随时间变化曲线图

3.5　每分钟通气量、收缩压和负荷随时间变化曲线图

随着运动量的增加VE呈不同程度的增加。VE与患者身高、年龄、性别、死腔通气量等有关。VE max是指极量运动时的通气量。安静时VE为6～9L/min，最大运动时VE max可达70～120L/min。当功率增至AT和RCP时，VE散点图曲线开始变得陡峭（图3-9）。

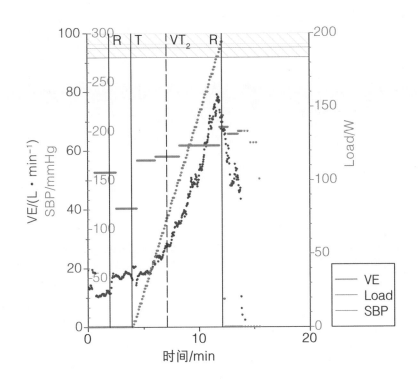

本图为随着运动中时间增加，VE、SBP和Load的变化曲线。时间为横坐标，VE、SBP和Load为纵坐标。其中棕色散点图代表VE，蓝色水平线代表收缩压，绿色代表负荷。横坐标垂直竖线从左至右的R、T、VT₂和R分别代表热身开始、运动负荷开始、无氧阈时期和负荷结束的时间点。棕色水平线区间代表VE的正常预测值范围。绿色水平区间代表负荷的正常预测值范围。

图3-9　VE、SBP和Load随时间变化曲线图

运动导致动脉血压的收缩压显著增高，正常人每增加1MET，收缩压增加7～10mmHg，运动时舒张压改变不大或轻度下降4～8mmHg。运动血压异常减低指运动时血压较运动前降低或升高不到20mmHg。主动脉流出道阻塞、严重的左心室功能障碍、心肌缺血和使用某些类型的药物（如β受体阻滞剂），可能导致收缩压上升不足（<20mmHg）或降低。

常见人群

①正常人：负荷达到预测值，VE和BP随着负荷增加而升高，VE在AT和RCP两点有明显的增长，BP正常升高（图3-10A）。

②冠心病患者：负荷未达到预测值，VE和BP随着负荷上升正常增加，VE在AT明显增强（图3-10B）。

③心力衰竭患者：负荷未达到预测值，VE和BP随着负荷上升正常增加，患者较早终止运动测试（图3-10C）。

④肺动脉高压患者：负荷未达到预测值，VE随着负荷上升而升高，在AT点有明显增强，BP异常下降（图3-10D）。

⑤肺气肿患者：负荷未达到预测值，VE和BP随着负荷上升正常增加，VE在AT明显增强（图3-10E），患者因气促较早终止运动测试。

⑥肥胖患者：负荷未达到预测值，VE和BP随着负荷上升正常增加（图3-10F）。

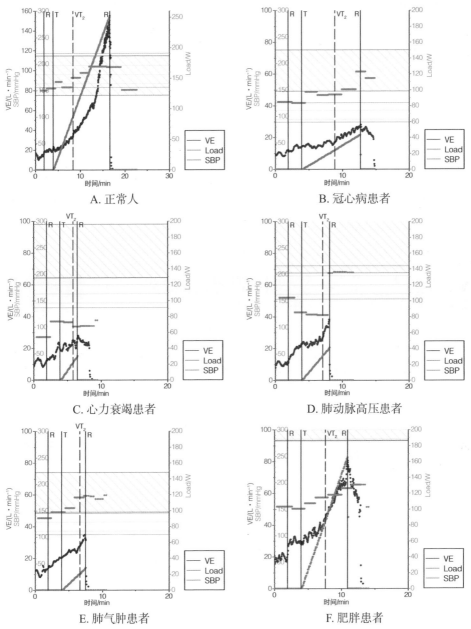

A. 正常人

B. 冠心病患者

C. 心力衰竭患者

D. 肺动脉高压患者

E. 肺气肿患者

F. 肥胖患者

本图为反映随着运动时间增加，VE、SBP和Load的变化曲线图。时间为横坐标，VE、SBP和Load为纵坐标。其中棕色散点图代表VE，蓝色水平线代表收缩压，绿色代表负荷。横坐标垂直竖线从左至右的R、T、VT$_2$和R分别代表热身开始、运动负荷开始、无氧阈时期和负荷结束的时间点。棕色水平线区间代表VE的正常预测值范围。绿色水平线区间代表负荷的正常预测值范围。

图3-10 不同疾病患者VE、SBP和Load随时间变化曲线图

3.6 每分钟通气量-二氧化碳排出量曲线图

VE/VCO$_2$ slope表示肺换气效率，提示通气和血流之间的匹配情况。健康受试者每增加1L VCO$_2$需要增加25～40L/min的VE。在AT以下的强度运动时，CO$_2$主要由有氧代谢产生，而VE主要受PaCO$_2$调节，VE/VCO$_2$ slope反映血液中PaCO$_2$变化对通气的影响；而在以AT以上的强度运动后，细胞内乳酸堆积刺激VE增强，早期由于体内碳酸氢盐系统与H$^+$结合导致VCO$_2$增强，斜率仍保持不变，此时VE/VCO$_2$ slope与肺泡无效腔增加、肺血流量减少有关；当碳酸氢盐系统无法代偿体内堆积的H$^+$时，人体通过神经–体液调节，呼吸加深、加快使VE进一步增大，VE/VCO$_2$ slope升高，这一增长点为RCP。由于AT时的VE/VCO$_2$ slope较少受紧张性过度通气和运动时乳酸酸中毒的H$^+$刺激颈动脉体的影响，因此通常取AT点VE/VCO$_2$ slope作为评估肺换气效率的指标（图3-11）。

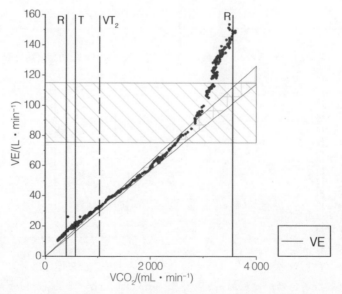

VCO$_2$为横坐标，VE为纵坐标，曲线斜率为VE/VCO$_2$ slope。横坐标垂直竖线从左至右的R、T、VT$_2$和R分别代表热身开始、运动负荷开始、无氧阈时期和负荷结束的时间点。垂直于纵坐标的平行黄色水平线范围代表VE的正常预测范围，斜线范围代表VE/VCO$_2$ slope的正常预测范围。

图3-11 VE-VCO$_2$曲线图

根据VE/VCO$_2$ slope可将通气分级主要分为4个等级。通气分级Ⅰ：VE/VCO$_2$ slope＜30.0；通气分级Ⅱ：VE/VCO$_2$ slope30.0～35.9；通气分级Ⅲ：VE/VCO$_2$ slope36.0～44.9；通气分级Ⅳ：VE/VCO$_2$ slope＞45。该分级作为心肺疾病和外科术前评估危险分层的指标之一。

心力衰竭、心脏瓣膜病、肺血管闭塞疾病、阻塞性肺部疾病、肺动脉高压等导致通气-灌注失衡的疾病，由于VD与VT的比值升高引起VE/VCO$_2$ slope增加，该指标是患者术后预后情况的有力指标。VE/VCO$_2$ slope越大，提示疾病严重程度越重，其预后越差。

常见人群

①正常人：VE/VCO$_2$ slope在RCP明显增高，在RCP前保持稳定的趋势（图3-12A）。

②冠心病患者：通气和肺血流灌注正常，VE/VCO$_2$ slope无明显升高（图3-12B）。

③心力衰竭患者：往往伴随肺瘀血，肺循环异常，通气-灌注不匹配使VD/VT升高，VE/VCO$_2$ slope升高（图3-12C）。

④肺动脉高压患者：肺动脉高压导致肺部血流淤滞，肺循环异常，通气-灌注不匹配，VE/VCO$_2$ slope升高（图3-12D）。

⑤肺气肿患者：由于肺过度膨胀、弹性减退，气体与血流交互不畅，通气-灌注不匹配，VE/VCO$_2$ slope明显升高（图3-12E）。

⑥肥胖患者：肺循环和通气无明显障碍，VE/VCO$_2$ slope无明显升高（图3-12F）。

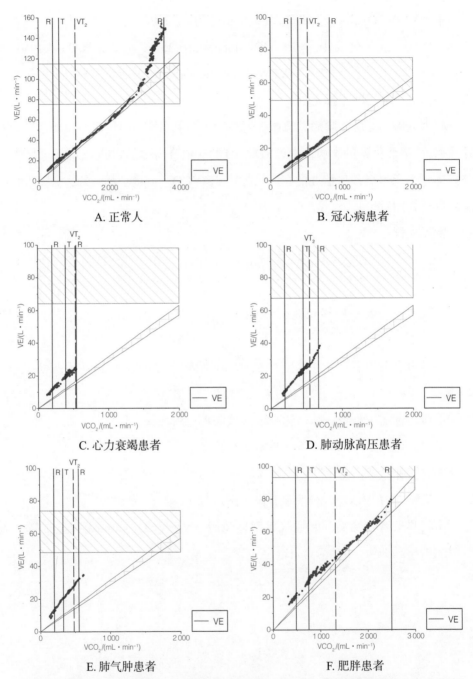

A. 正常人

B. 冠心病患者

C. 心力衰竭患者

D. 肺动脉高压患者

E. 肺气肿患者

F. 肥胖患者

VCO_2为横坐标，VE为纵坐标，曲线斜率为VE/VCO_2 slope。横坐标垂直竖线从左至右的R、T、VT_2和R分别代表热身开始、运动负荷开始、无氧阈时期和负荷结束的时间点。垂直于纵坐标的平行黄色水平线范围代表VE的正常预测范围，斜线范围代表VE/VCO_2 slope的正常预测范围。

图3-12　不同疾病患者VE-VCO_2曲线图

3.7 潮气末二氧化碳分压、潮气末氧分压和动脉血氧饱和度随时间变化曲线图

正常情况下，$PetO_2$和$PetCO_2$与其动脉血的值相匹配。轻、中度（AT以下）运动时，CO_2进入肺组织的速率增加与CO_2产生速率加快并存，呼气时$PetCO_2$持续上升，因此$PetCO_2$较静息增加3~8mmHg，而在高强度（AT以上）运动时，虽然VE增强，但因体内代谢性酸中毒作用，碳酸氢盐缓冲系统生成CO_2，使CO_2产生速率进一步加快，$PetCO_2$保持平缓甚至升高，峰值一般在AT与RCP之间，之后因缓冲系统无法代偿开始下降，在RCP时由于VE的进一步增强，$PetCO_2$下降速度明显增快。AT时$PetCO_2$较静息上升小于3mmHg，意味着过度通气或通气血流比例失调。而$PetO_2$在AT以下强度运动时，由于耗氧量的增加，$PetO_2$较静息时更低，在AT后由于VE增强开始持续升高，随着VE的变化，$PetO_2$出现两次明显增强（图3-13）。

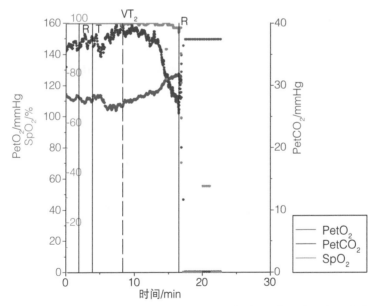

时间为横坐标，$PetO_2$、$PetCO_2$、SpO_2为纵坐标。横坐标垂直竖线从左至右的R、T、VT_2和R分别代表热身开始、运动负荷开始、无氧阈时期和负荷结束的时间点。

图3-13　$PetCO_2$、$PetO_2$和SpO_2随时间变化曲线图

$PetCO_2$可以反映心力衰竭、肥厚型心肌病、肺动脉高压、慢性阻塞性肺疾病、间质性肺病等疾病的严重程度。在心力衰竭、慢性阻塞性肺疾病和呼吸困难患者危险分层中，通常将静息$PetCO_2 \geqslant 33mmHg$和运动中升高$3 \sim 8mmHg$作为低危患者的指标之一，将静息$PetCO_2 < 33mmHg$和运动中升高$< 3mmHg$作为高危患者的指标之一。在肺动脉高压患者危险分层中，分别将运动峰值$PetCO_2 > 37mmHg$、$30 \sim 36mmHg$、$20 \sim 29mmHg$和$< 20mmHg$作为低危、中危、高危和极高危分层的依据之一。

静息和运动时SpO_2均应超过95%，不应降低5%（绝对值），降低超过5%则提示肺部疾病或肺循环功能障碍。

常见人群

①正常人：静息$PetCO_2 \geqslant 33mmHg$，运动中升高$\geqslant 3mmHg$，在RCP下降明显，$PetO_2$在AT前下降，在AT和RCP有明显升高（图3-14A）。

②冠心病患者：静息$PetCO_2 \geqslant 33mmHg$，运动中升高$\geqslant 3mmHg$，$PetO_2$在AT后升高，未达到RCP（图3-14B）。

③心力衰竭患者：静息$PetCO_2 < 33mmHg$且运动中无明显升高，$PetO_2$运动中变化不明显（图3-14C）。

④肺动脉高压患者：静息时$PetCO_2 < 33mmHg$且运动中不升反降，而$PetO_2$运动中变化不明显（图3-14D）。

⑤肺气肿患者：静息时$PetCO_2 < 33mmHg$且运动中无升高，而$PetO_2$运动中变化不明显（图3-14E）。

⑥肥胖患者：静息$PetCO_2 \geqslant 33mmHg$，运动中升高$\geqslant 3mmHg$，因为其异常增重的胸壁和腹部引起机械性的限制，使得通气不能和CO_2生成的增加保持精确的一致性，肥胖患者的$PetCO_2$升高幅度要高于正常人，$PetO_2$在AT后明显升高，未达到RCP（图3-14F）。

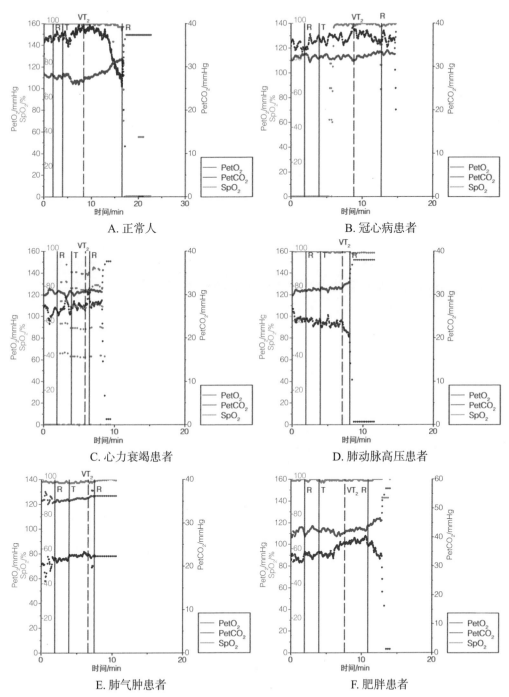

A. 正常人

B. 冠心病患者

C. 心力衰竭患者

D. 肺动脉高压患者

E. 肺气肿患者

F. 肥胖患者

时间为横坐标，$PetO_2$、$PetCO_2$、SpO_2为纵坐标。横坐标垂直竖线从左至右的R、T、VT_2和R分别代表热身开始、运动负荷开始、无氧阈时期和负荷结束的时间点。

图3-14　不同疾病患者$PetCO_2$、$PetO_2$和SpO_2随时间变化曲线图

3.8　呼吸交换率和呼吸储备随时间变化曲线图

RER是VCO_2与VO_2的比值，可用于估计呼吸熵，呼吸熵即正在代谢的底物（如碳水化合物或脂肪）为人体提供能量的指标。静息时或较低功率下，通常RER<1.0，若RER>1.0，提示急性过度通气，多见于焦虑症患者。在临床上，RER也可用于评估CPET期间受试者的尽力程度，运动极限时RER≥1.1，认为该受试者的测试结果是有效的。

正常人运动时BR处于20%～40%，若BR<20%，则认为BR低，常见于阻塞性或限制性肺部疾病患者。此外，训练有素的运动员BR会有所下降。由于呼吸储备能力远大于心脏储备能力，因此健康人群或心脏病患者运动最大能力往往受限于循环系统而非呼吸系统（图3-15）。

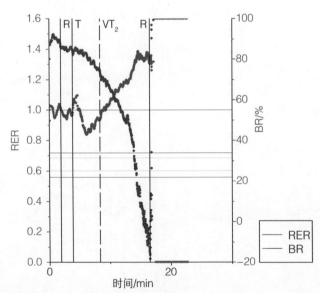

本图为RER和BR随时间变化曲线图。时间为横坐标，RER和BR为纵坐标。横坐标垂直竖线从左至右的R、T、VT$_2$和R分别代表热身开始、运动负荷开始、无氧阈时期和负荷结束的时间点。垂直于纵坐标从上至下棕色水平线提示RER=1.0，暗红色水平线代表BR的正常范围区间。

图3-15　RER和BR随时间变化曲线图

常见人群

①正常人：静息时RER<1.0，运动时RER>1.1，由于该受试者为马拉松运动员，BR<20%（图3-16A）。

②冠心病患者：静息时RER<1.0，运动时RER>1.1，受试者受限于循环功能，呼吸功能未充分利用，BR>40%（图3-16B）。

③心力衰竭患者：静息时RER<1.0，运动时RER>1.1，受试者受限于循环功能，呼吸功能未充分利用，BR>40%（图3-16C）。

④肺动脉高压患者：静息时RER<1.0，运动时RER>1.1，受试者受限于循环功能，呼吸功能未充分利用，BR>40%（图3-16D）。

⑤肺气肿患者：静息时RER<1.0，运动时RER>1.1，由于肺部阻塞性病变，受试者运动时BR<20%（图3-16E）。

⑥肥胖患者：静息时RER<1.0，运动时RER>1.1，受试者受限于肌肉能力和循环功能，呼吸功能未充分利用，BR>40%（图3-16F）。

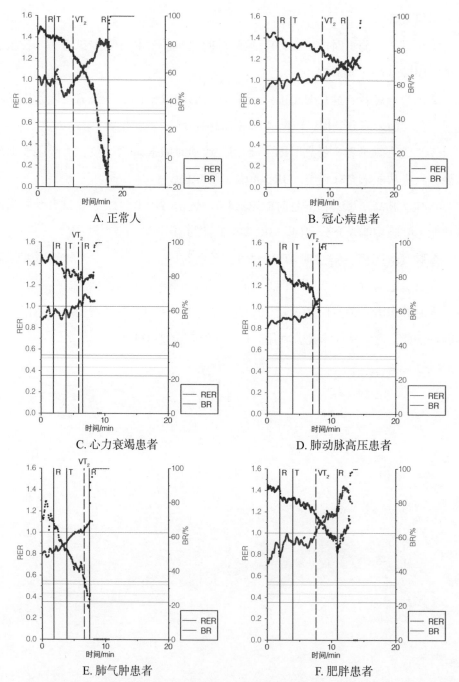

A. 正常人

B. 冠心病患者

C. 心力衰竭患者

D. 肺动脉高压患者

E. 肺气肿患者

F. 肥胖患者

本图为RER和BR随时间变化曲线图。时间为横坐标，RER和BR为纵坐标。横坐标垂直竖线从左至右的R、T、VT$_2$和R分别代表热身开始、运动负荷开始、无氧阈时期和负荷结束的时间点。纵坐标从上至下棕色水平线提示RER＝1.0，暗红色水平线代表BR的正常范围区间。

图3-16　不同疾病患者RER和BR随时间变化曲线图

3.9 潮气量、呼吸频率随每分钟通气量变化的曲线图

潮气量（VT）是指静息或运动时每次呼入或呼出的气体量。通常成年人的VT为8~10mL/kg。低强度运动时，VE的增加主要依靠VT的增加，当运动强度增大时，VT达到50%~60%的肺活量时很难再增加，这时VE的上升主要依靠呼吸频率的增加。峰值运动时，正常人可有10~15L/min以上的BR，BR用MVV与VE峰值之差表示（图3-17）。

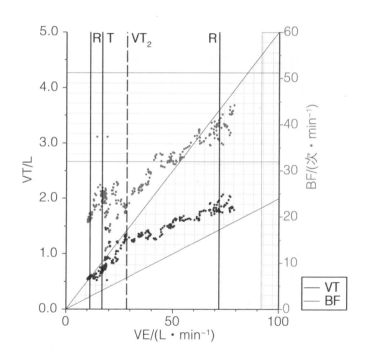

VE为横坐标，纵坐标左边代表VT，右边代表BF。横坐标垂直竖线从左至右的R、T、VT₂和R分别代表热身开始、运动负荷开始、无氧阈时期和负荷结束的时间点。纵坐标橙色水平线区域代表BF的预计范围区间。棕色斜线范围代表VT的预计范围区间。

图3-17　VT、BF随VE变化的曲线图

肺部疾病患者运动时可出现BR<10L/min，如慢性阻塞性肺疾病和肺间质纤维化的患者气体交换效率低下且通气能力降低，导致其通气受限，BR通常为0。

肺间质纤维化的患者VT可达到IC。此外，在呼吸困难诊断中，VE/MVV≤0.8作为呼吸困难患者危险分层的指标之一。

在运动过程中，需要找到肺部受限的原因。如果是物理因素（如驼背、含胸等），需要在运动时增强脊柱稳定性和做扩胸运动来增加肺活量。患阻塞性肺部疾病时，呼吸频率也可提高，但VT/IC或VT/VC值较小。由于气流受限，最大运动VE接近MVV，这导致最大运动时呼吸储备值（MVV-VE max）较低。对于马拉松运动员，在充分发挥心肺功能时，其VE max可以接近MVV。

常见人群

①正常人：随着VE增加，VT在低中强度运动时持续增加，而后期VE的增加主要靠BF的增加，VT在后期无明显增加，BF在AT之后明显增强。由于该受试者为马拉松运动员，其肺通气量达到MVV（图3-18A）。

②冠心病患者：随着VE增加，VT和BF逐渐升高，由于循环功能受限，BF未达到预测值，BR正常（图3-18B）。

③心力衰竭患者：随着VE增加，VT和BF逐渐升高，由于循环功能受限，BF未达到预测值，BR正常（图3-18C）。

④肺动脉高压患者：随着VE增加，VT和BF逐渐升高，由于循环功能受限，BF未达到预测值，BR正常（图3-18D）。

⑤肺气肿患者：肺气肿导致患者气体交换效率低下和通气能力降低，其在运动峰值时BR较低（<10%）（图3-18E）。

⑥肥胖患者：随着VE增加，VT和BF逐渐升高，BR正常（图3-18F）。

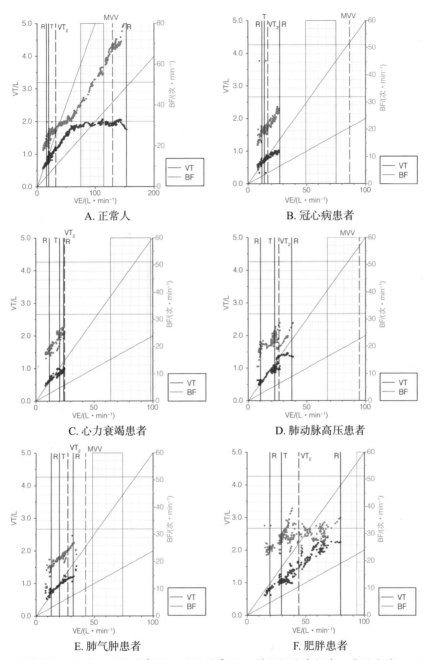

A. 正常人　　　　　　　　B. 冠心病患者

C. 心力衰竭患者　　　　　　D. 肺动脉高压患者

E. 肺气肿患者　　　　　　　F. 肥胖患者

　　VE为横坐标，纵坐标左边代表VT，右边代表BF。横坐标垂直竖线从左至右的R、T、VT$_2$和R分别代表热身开始、运动负荷开始、无氧阈时期和负荷结束的时间点。垂直于纵坐标橙色水平线区域代表BF的预计范围区间。棕色斜线范围代表VT的预计范围区间。纵坐标棕色方框代表VE的预计范围区间，棕色垂直虚线代表MVV（C图、F图未显示出MVV的虚线）。

图3-18　不同疾病患者VT、BF随VE变化的曲线图

运动心功能测试CPET

Summary		Resting	Ref.	VT$_2$ Manual	VT$_3$	VO$_2$ max	Max Watts	Pred	Max 1% pred	Recov 60 sec	Recov 240 sec
Time averaging 10 Seconds											
Time	min	01:50	03:50	08:20	13:00	16:40	16:30			17:30	20:30
MET		1.4	2.3	5.2	8.5	12.3	11.8			0.0	0.0
RER		1.03	0.98	0.94	1.18	1.32	1.35			0.00	0.00
Load	W	0	0	86	180	152	250	163	153	0	0
HR	L/min	99	112	130	162	176	184	172	107	169	134
HRR	L/min	73	60	42	10	-	-			3	38
O$_2$/HR	mL	3.0	4.4	8.6	11.3	15.2	13.9	11.8	118	0.0	0.0
Qtc	L/min	4.4	6.4	11.1	14.2	16.5	16.3			0.0	0.0
SVc	mL	44	57	85	88	94	88			0	0
SBP	mmHg	150	154	174	195	194	194			194	151
Pdia	mmHg	98	96	82	81	83	83			83	72
SpO$_2$	%	100	100	99	100	97	98			0	0
V'O$_2$	mL/min	301	491	1121	1838	2677	2564	2189	117	0	0
VO$_2$/kg	mL/(min·kg)	4.9	7.9	18.1	29.7	43.2	41.4	35.3	117	0.0	0.0
V'CO$_2$	mL/min	311	480	1048	2165	3532	3455			0	0
dO$_2$/dW	mL/(min·W)	0.00	0.00	9.53	8.54	15.63	9.05			0.00	0.00
BF	L/min	21	25	29	34	79	72	42	173	4	4
V'E	L/min	13	18	33	62	144	140	130*	108*	0	0
BR	%	90	86	75	52	-11	-8	28	-28	100	100
EqO$_2$		36.0	32.0	26.4	31.6	50.6	51.6			0.0	0.0
EqCO$_2$		34.8	32.8	28.3	26.8	38.3	38.3			0.0	0.0
PetO$_2$	mmHg	113.58	110.44	106.47	113.88	126.50	126.26			149.36	149.36
PetCO$_2$	mmHg	35.71	37.30	39.33	38.42	26.82	27.53			-	-
VDc/VT	%	26	25	19	12	12	13	19	71	0	0
VTex	L	0.623	0.727	1.144	1.797	1.825	1.947			0.000	0.000

Marker chart   (CurveFitSlope)
VECO$_2$s   OUESs
 L/L   mL/logL

 27.28   0.00

A. 正常人的CPET数据

运动心功能测试CPET

Summary		Resting	Ref.	VT$_2$ Manual	VT$_3$	VO$_2$ max	Max Watts	Pred	Max 1% pred	Recov 60 sec	Recov 240 sec
Time averaging 10 Seconds											
Time	min	01:50	03:50	08:50		13:30	12:30			13:40	15:30
MET		1.4	1.8	1.9		3.4	3.1			2.9	0.0
RER		0.97	0.99	0.99		1.17	1.16			1.19	0.00
Load	W	0	0	24		0	42	72	59	0	0
HR	L/min	93	102	109		130	133	156	85	130	118
HRR	L/min	63	54	47		26	23			26	38
O$_2$/HR	mL	3.1	3.8	3.8		5.5	5.0	7.9	63	4.8	0.0
Qtc	L/min	2.9	3.4	3.5		4.4	4.3			4.2	0.0
SVc	mL	31	34	32		34	32			32	0
SBP	mmHg	127	125	141		172	184			172	161
Pdia	mmHg	79	83	78		97	100			97	94
SpO$_2$	%	0	0	100		98	99			99	100
V'O$_2$	mL/min	290	390	413		720	667	1243	54	627	0
VO$_2$/kg	mL/(min·kg)	4.8	6.4	6.8		11.8	10.9	20.4	54	10.3	0
V'CO$_2$	mL/min	282	386	410		842	771			749	0
dO$_2$/dW	mL/(min·W)	0.00	0.00	5.12		0.00	8.97			0.00	0.00
BF	L/min	12	20	21		25	27	42	64	26	4
V'E	L/min	11	14	15		27	26	86*	30*	26	0
BR	%	87	84	83		68	70	28	251	70	100
EqO$_2$		34.0	30.8	29.9		34.3	34.4			36.5	0.0
EqCO$_2$		34.9	31.1	30.1		29.3	29.7			30.6	0.0
PetO$_2$	mmHg	114.05	112.00	110.50		116.16	115.96			117.97	136.65
PetCO$_2$	mmHg	35.22	36.31	39.09		36.07	36.05			34.71	14.19
VDc/VT	%	21	19	16		16	16	19	86	17	0
VTex	L	0.918	0.717	0.680		1.082	0.963			0.997	0.000

Marker chart   (CurveFitSlope)
VECO$_2$s   OUESs
 L/L   mL/logL

 29.90   0.00

B. 冠心病患者的CPET数据

运动心功能测试CPET

Summary		Resting	Ref.	VT$_2$ Manual	VT$_3$	VO$_2$ max	Max Watts	Pred	Max 1% pred	Recov 60 sec	Recov 240 sec
Time averaging 10 Seconds											
Time	min	01:50	03:50	05:50		06:40	06:00			07:30	10:00
MET		0.9	2.4	2.4		3.1	2.8			2.7	0.0
RER		0.90	0.97	1.00		1.02	1.02			1.07	0.00
Load	W	0	0	20		0	24	110	22	0	0
HR	L/min	125	114	121		126	122	151	81	122	118
HRR	L/min	26	37	30		25	29			29	33
O$_2$/HR	mL	1.4	4.1	3.7		4.7	4.4	9.0	49	4.1	0.0
Qtc	L/min	2.0	3.3	3.2		3.6	3.5			3.4	0.0
SVc	mL	16	29	27		29	29			28	0
SBP	mmHg	81	111	109		101	101			102	113
Pdia	mmHg	38	40	42		54	54			64	69
SpO$_2$	%	0	0	0		88	0			45	0
V'O$_2$	mL/min	174	462	445		586	533	1598	33%	502	0
VO$_2$/kg	mL/(min·kg)	3.2	8.6	8.2		10.9	9.9	29.6	33	9.3	0.0
V'CO$_2$	mL/min	157	447	447		601	544			539	0
dO$_2$/dW	mL/(min·W)	0.00	0.00	13.54		0.00	14.96			0.00	0.00
BF	L/min	17	26	25		24	25	42	61	24	4
V'E	L/min	9	24	21		27	26	113*	23*	25	0
BR	%	92	79	81		76	77	28	276	78	100
EqO$_2$			43.0	44.5	41.9		40.9	42.6			43.6	0.0
EqCO$_2$			47.7	45.9	41.7		39.9	41.8			40.6	0.0
PetO$_2$	mmHg	121.18	123.24	121.96		121.71	124.49			123.08	150.54
PetCO$_2$	mmHg	26.62	25.44	27.84		28.49	25.81			28.24	1.27
VDc/VT	%	22	21	19		19	14	19	75	19	0
VTex	L	0.554	0.895	0.874		1.122	1.018			1.033	0.000

Marker chart　　(CurveFitSlope)
VECO$_2$s　　OUESs
　L/L　　mL/logL

C. 心力衰竭患者的CPET数据

运动心功能测试CPET

Summary		Resting	Ref.	VT$_2$ Manual	VT$_3$	VO$_2$ max	Max Watts	Pred	Max 1% pred	Recov 60 sec	Recov 240 sec
Time averaging 10 Seconds											
Time	min	02:00	04:00	07:00		08:10	08:10			09:10	12:10
MET		0.9	2.1	2.1		2.8	2.8			0.0	0.0
RER		0.87	0.88	0.94		1.07	1.07			0.00	0.00
Load	W	0	0	29		41	41	123	33	0	0
HR	L/min	90	113	123		139	139	185	75	134	107
HRR	L/min	95	72	62		46	46			51	78
O$_2$/HR	mL	2.3	4.2	3.9		4.6	4.6	9.9	46	0.0	0.0
Qtc	L/min	2.3	3.5	3.5		3.9	3.9			0.0	0.0
SVc	mL	25	31	29		28	28			0	0
SBP	mmHg	156	128	123		202	202			204	203
Pdia	mmHg	85	95	77		114	114			116	103
SpO$_2$	%	100	100	99		100	100			99	99
V'O$_2$	mL/min	207	480	477		640	640	1804	35	0	0
VO$_2$/kg	mL/(min·kg)	3.1	7.3	7.2		9.7	9.7	27.3	35	0.0	0.0
V'CO$_2$	mL/min	180	423	448		686	686			0	0
dO$_2$/dW	mL/(min·W)	0.00	0.00	9.32		10.56	10.56			0.00	0.00
BF	L/min	20	24	18		28	28	42	68	4	4
V'E	L/min	10	23	22		39	39	95*	41*	0	0
BR	%	90	76	76		59	59	28	212	100	100
EqO$_2$		37.8	42.5	42.7		55.5	55.5			0.0	0.0
EqCO$_2$		43.4	48.2	45.5		51.8	51.8			0.0	0.0
PetO$_2$	mmHg	123.51	123.71	124.57		131.42	131.42			151.81	151.81
PetCO$_2$	mmHg	24.21	24.31	24.26		20.28	20.28			0.61	0.61
VDc/VT	%	28	33	30		32	32	21	152	0	0
VTex	L	0.500	0.972	1.229		1.359	1.359			0.000	0.000

Marker chart　　(CurveFitSlope)
VECO$_2$s　　OUESs
　L/L　　mL/logL

　51.42　　0.00

D. 肺动脉高压患者的CPET数据

运动心功能测试CPET

Summary		Resting	Ref.	VT₂ Manual	VT₃	VO₂ max	Max Watts	Pred	Max 1% pred	Recov 60 sec	Recov 240 sec
Time averaging 10 Seconds											
Time	min	01:50	03:50	06:40		07:30	07:30			08:30	11:10
MET		1.5	2.1	2.6		2.9	2.9			0.0	0.0
RER		0.80	0.90	1.01		1.08	1.08			0.00	0.00
Load	W	0	0	20		28	28	84	33	0	0
HR	L/min	103	117	126		134	134	145	92	123	123
HRR	L/min	42	28	19		11	11			22	22
O₂/HR	mL	2.5	3.1	3.7		3.9	3.9	8.0	48	0.0	0.0
Qtc	L/min	2.4	2.8	3.1		3.2	3.2			0.0	0.0
SVc	mL	23	24	25		24	24			0	0
SBP	mmHg	136	147	175		178	178			177	168
Pdia	mmHg	83	85	96		99	99			88	88
SpO₂	%	98	98	99		99	99			100	99
V'O₂	mL/min	261	367	470		521	521	1314	40	0.0	0.0
VO₂/kg	mL/(min·kg)	5.1	7.2	9.2		10.2	10.2	25.8	40	0.0	0.0
V'CO₂	mL/min	207	329	473		564	564			0	0
dO₂/dW	mL/(min·W)	0.00	0.00	10.47		9.29	9.29			0.00	0.00
BF	L/min	17	22	24		26	26	42	63	4	4
V'E	L/min	13	20	27		32	32	43*	76*	0	0
BR	%	69	52	37		24	24	28	86	100	100
EqO₂		43.1	49.0	51.4		56.3	56.3			0.0	0.0
EqCO₂		54.1	54.6	51.1		51.9	51.9			0.0	0.0
PetO₂	mmHg	120.67	124.09	124.89		126.66	126.66			126.66	126.66
PetCO₂	mmHg	22.20	21.22	22.61		22.03	22.03			22.27	22.27
VDc/VT	%	28	28	25		25	25	19	133		
VTex	L	0.762	0.948	1.134		1.227	1.227			0.000	0.000

```
Marker chart    (CurveFitSlope)
VECO₂s      OUESs
 L/L     mL/logL
```

E. 肺气肿患者的CPET数据

运动心功能测试CPET

Summary		Resting	Ref.	VT₂ Manual	VT₃	VO₂ max	Max Watts	Pred	Max 1% pred	Recov 60 sec	Recov 240 sec
Time averaging 10 Seconds											
Time	min	02:00	04:00	07:30		11:00	10:50			11:50	14:40
MET		1.0	1.7	2.7		4.2	4.1			3.0	0.0
RER		0.86	0.94	0.96		1.22	1.15			1.36	0.00
Load	W	0	0	81		90	163	224	73	0	0
HR	L/min	100	106	121		141	141	180	78	133	127
HRR	L/min	80	74	59		39	39			47	53
O₂/HR	mL	4.9	7.7	10.6		14.3	13.8	27.3	51	10.9	0.0
Qtc	L/min	5.9	8.2	10.3		12.4	12.3			10.9	0.0
SVc	mL	59	77	85		88	87			82	0
SBP	mmHg	155	151	172		189	189			196	154
Pdia	mmHg	106	103	92		113	113			109	100
SpO₂	%	100	99	99		99	99			100	100
V'O₂	mL/min	486	817	1282		2010	1952	3254	60	1444	0
VO₂/kg	mL/(min·kg)	3.5	6.0	9.4		14.7	14.3	23.8	60	10.5	0.0
V'CO₂	mL/min	416	768	1230		2456	2249			1963	0
dO₂/dW	mL/(min·W)	0.00	0.00	9.82		16.93	9.00			0.00	0.00
BF	L/min	23	27	30		36	29	42	70	34	4
V'E	L/min	18	31	42		79	66	165*	40*	65	0
BR	%	89	81	75		52	60	28	214	60	100
EqO₂		29.3	32.2	28.6		36.2	31.3			41.5	0.0
EqCO₂		34.3	34.2	29.8		29.6	27.1			30.5	0.0
PetO₂	mmHg	112.94	112.48	109.85		116.60	112.66			119.86	151.42
PetCO₂	mmHg	32.87	34.68	37.36		37.51	40.01			36.41	1.25
VDc/VT	%	18	19	16		12	12	19	63	13	0
VTex	L	0.792	1.133	1.375		2.170	2.257			1.939	0.000

```
Marker chart    (CurveFitSlope)
VECO₂s      OUESs
 L/L     mL/logL

25.69    0.00
```

F. 肥胖患者的CPET数据

图3-19　不同疾病患者的CPET数据

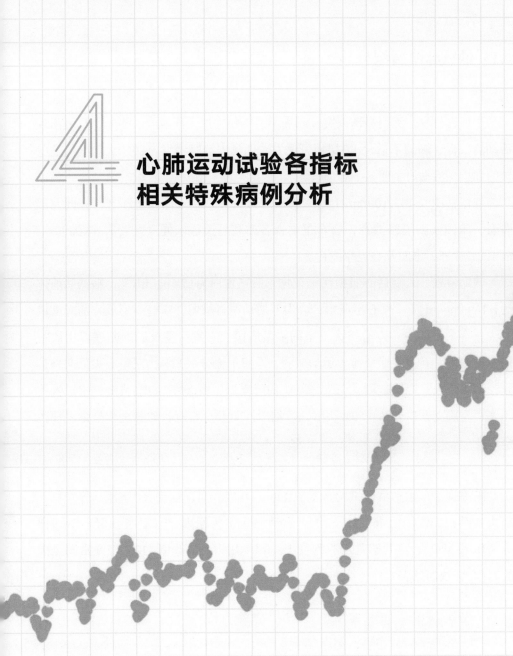

4

心肺运动试验各指标
相关特殊病例分析

4.1 低氧脉搏病例

4.1.1 临床资料

男性，41岁，无明显诱因突发胸痛不适半年，伴大汗淋漓、头晕，反复出现活动后气促、胸闷不适，上3层楼可诱发，偶见安静时诱发。10余天前气促症状较前加重，活动耐量明显下降。

查体：BP为143/109mmHg，双侧肺呼吸音正常，未闻及干啰音，未闻及湿啰音，未闻及胸膜摩擦音，心音正常，各瓣膜听诊区未闻及杂音，HR为90次/min，心律齐，未闻及心包摩擦音。

辅助检查：入院后心肌损伤标记物，肌钙蛋白为17.5pg/mL↑，脑钠肽前体为1 169.0pg/mL↑。左心室造影，心尖部搏动明显减弱，室壁瘤形成，前降支供血少，存活心肌少；左心扩大，室间隔基底段、左室后壁及侧壁基底段中段室壁运动尚可，其余室壁变薄，运动减弱，左室射血分数37%；左室心尖部向外扩张，运动消失。冠脉造影，三支病变（前降支近中段50%～60%狭窄，中段慢性闭塞；左旋支开口40%～50%狭窄，远端慢性闭塞；右冠状动脉全程呈弥漫性狭窄病变）。

4.1.2 CPET过程

采用脚踏车运动负荷试验，采取Ramp-20W方案，运动负荷时间5分50秒，最大负荷117W（达到61%pred）。运动终止主要原因：双下肢疲劳。Borg评分（Borg scale，自我感觉用力程度）：14（用力）。患者的CPET九宫图见图4-1，心肺数据见表4-1。

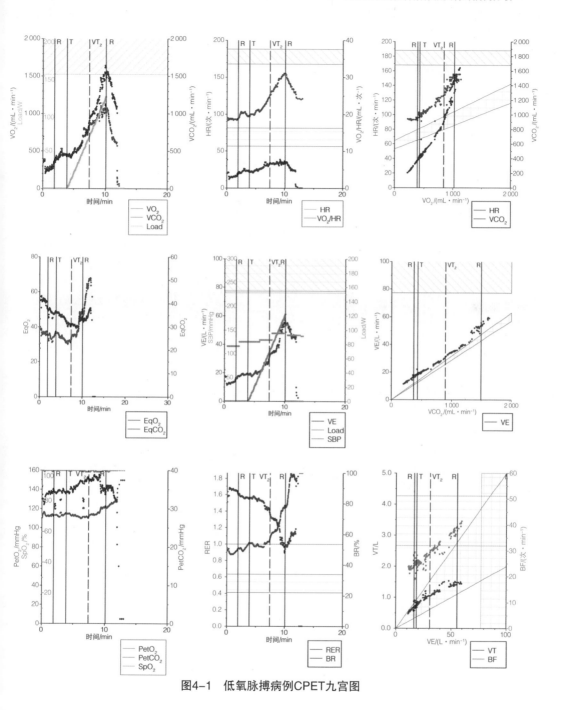

图4-1　低氧脉搏病例CPET九宫图

表4-1 低氧脉搏病例的CPET数据

项目	名称	数据	
运动能力	呼吸交换率	RER 1.43，用力程度满意	
	峰值摄氧量	peak VO_2 1 073mL/min，占44% pred（正常≥84%），VO_2/kg 15.3mL/（kg·min）	
	无氧阈	AT VO_2 835mL/min，占34%VO_2 pred（正常40%~80%），VO_2/kg 11.9mL/（kg·min）	
心血管功能	运动心电图变化	陈旧性下壁和广泛前壁心梗图形；未见心律失常	
	HR/（次·min^{-1}）	rest 93，peak 153，1min心率恢复：16；恢复期心率变时功能正常	
	BP/mmHg	rest 116/86，peak 143/100，BP正常上升	
	氧脉搏	7.0占51% pred（正常>80%），运动中提早出现平台	
	$\Delta VO_2/\Delta WR$	6.15mL/（min·W）（标准值为10），运动中AT后上升缓慢	
通气和灌注	呼吸储备BR	剩余51%（正常>30%）	最高呼吸频率BF 40次/min（正常<40次/min）
	AT时刻的VE/VCO_2	30.1（正常<30）	VE/VCO_2 slope 28（正常<30）
	$PetCO_2$/mmHg	静息33.74（正常>32），运动中正常增加	
	运动中SpO_2	正常	

4.1.3 CPET报告解读

患者冠状动脉严重三支病变，心脏超声提示室壁变薄，室壁瘤形成，搏动明显减弱，在运动负荷递增中，加重了左心室心肌缺血引起的功能障碍，表现为：

①运动耐量重度下降，peak VO_2低于正常预测值，AT提前出现。AT后 $\Delta VO_2/\Delta WR$的轨迹变缓，提示氧的利用下降，心功能与运动负荷不匹配。

②氧脉搏在运动中过早出现平台，最大值仅达预测值的51%，提示每搏输出量由于心肌缺血受损，在负荷下不能满足运动需求。

③左心室心肌缺血引起的功能障碍导致VO_2/HR和$\Delta VO_2/\Delta WR$在运动中过早出现平台或者达到平台后出现下降，两者相结合作为判断运动诱发的心肌缺血的

标准，其灵敏度和特异性比常规心电图的ST段变化更高。

④对于运动负荷试验，心电图ST改变难判断的测试，例如心肌梗死QS型的导联、房颤、束支传导阻滞、心肌肥厚等情况下，氧脉搏和$\Delta VO_2 / \Delta WR$的轨迹过早出现平缓甚至下降等变化，可以提供心肌缺血的证据（图4-2）。

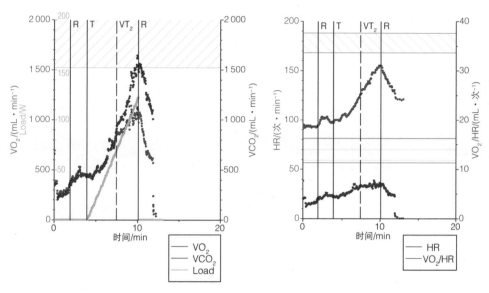

图4-2　氧脉搏和$\Delta VO_2 / \Delta WR$的轨迹

4.2　高分钟通气量、通气当量病例

4.2.1　病历资料

男性，41岁，反复活动后气促及发绀3个月，上3层楼可诱发，休息数分钟后缓解，伴四肢远端、面部、口唇发绀，逐渐加重，寒冷时明显，无四肢疼痛、皮肤冰冷等不适，无夜间阵发性呼吸困难，无双下肢水肿无间歇性跛行。心脏超声提示中度肺动脉高压，肺动脉收缩压55mmHg，心脏结构无异常。既往史：典型偏头痛病史。查体：发绀，BP 132/93mmHg，双侧肺呼吸音正常，未闻及干啰音，未闻及湿啰音，心音正常，各瓣膜听诊区未闻及杂音，HR 91次/min，心律齐。SpO_2下降，直立位低氧血症（卧位85%，立位79%）。

4.2.2 CPET过程

使用机器COSMED K4，静息3min，空踩热身3min，采取Ramp-15W方案，负荷运动时间5分46秒，终止于频发室性早搏及SpO$_2$进行性下降（九图里没有血氧饱和度曲线）。患者的CPET的九宫图见图4-3，心肺数据见表4-2。

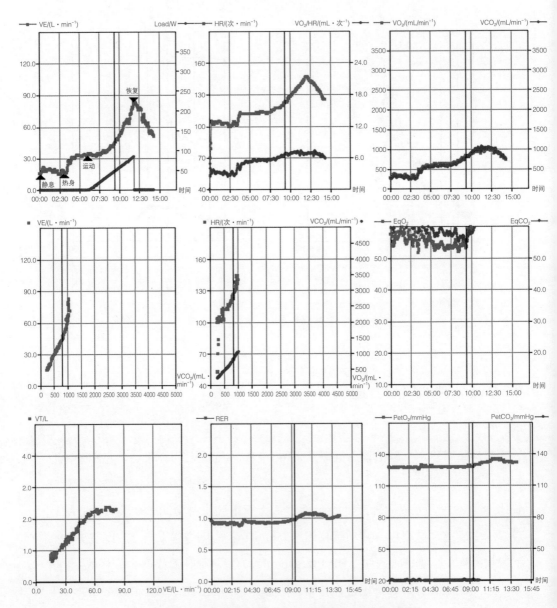

图4-3 高分钟通气量、通气当量病例CPET九宫图

表4-2　高分钟通气量、通气当量病例的CPET数据

项目	名称	数据	
运动能力	呼吸交换率	RER 1.08，用力程度不足，原因：频发室性早搏及SpO_2进行性下降	
运动能力	峰值摄氧量	peak VO_2 966mL/min，占39% pred（正常≥84%），VO_2/kg 15.33mL/（kg·min）	
运动能力	无氧阈	AT VO_2 830mL/min，占39% VO_2 pred（正常40%～80%），VO_2/kg 13.18mL/（kg·min）	
心血管功能	运动心电图变化	窦性心动过速，测试期间各导联ST段未见缺血型改变，未见心律失常	
心血管功能	HR/（次·min^{-1}）	rest 101，peak 144，1min心率恢复：35；恢复期心率变时功能正常	
心血管功能	BP/mmHg	rest 139/98，peak 180/108，BP正常上升	
心血管功能	氧脉搏	6.8占50% pred（正常>80%），运动中缓慢上升	
心血管功能	$\Delta VO_2/\Delta WR$	6.0 mL/（min·W）（标准值为10），运动中持续上升	
通气和灌注	呼吸储备BR	剩余30%（正常>30%）	最高呼吸频率BF 30次/min（正常<40次/min）
通气和灌注	AT时刻的VE/VCO_2	54.6（正常<30）	VE/VCO_2 slope 65.9（正常<30）
通气和灌注	$PetCO_2$/mmHg	静息20（正常>32），运动中不升	
通气和灌注	运动中SpO_2	静息85%，热身83%，运动高峰期73%，恢复2min 87%	

4.2.3 CPET报告解读

①RER 1.08，用力未尽。

②SpO_2进行性下降，静息85%，热身83%，运动高峰期73%，恢复期2min 87%。

③高分钟通气反应：运动负荷开始，VE呈陡峭上升，在RER 1.08运动终止时（运动提前终止于心律失常和SpO_2下降）已经达到82.4L/min，同时AT时的VE/VCO_2和VE/VO_2异常升高，VE/VCO_2 slope 高达65.9，同时$PetCO_2$在休息时仅20mmHg，运动时不上升。

4.2.4 高分钟通气的临床分析

①患者接受选择性肺动脉造影，提示左下肺肺动脉–静脉瘘，行封堵术后患者术后气促症状缓解，面部及双上肢紫绀较前好转。

②术前肺动脉与静脉直接相通形成短路，在运动负荷下右向左分流加剧，肺动脉中含CO_2的静脉血混入了肺静脉，进入体循环，以及低氧血症刺激了颈动脉体，从而刺激了通气。

③此案例在肺动脉–静脉瘘封堵后，缺氧症状明显改善，复查CPET通气指标也明显改善。

4.3 呼吸交换率不足病例

4.3.1 临床资料

男性，55岁，因胸痛查因门诊就诊，主诉近1周来无明显诱因出现不定时的心前区闷痛，持续时间数分钟至数小时不等，与活动和进食无关，日常活动无受限。门诊医生转介进行运动负荷试验评估患者是否存在运动诱发心肌缺血。

4.3.2 CPET过程

运动前仍有轻度的和平时发作相同的闷痛感，BP为151/58mmHg，HR为65次/min，静息心电图无异常。

选用功率自行车，采取Ramp-16W递增方案，因下肢疲劳终止测试。测试时间4分20秒，最大负荷68W（占预测值的41%）。Borg评分：19（非常非常用力）。呼吸困难评分（自我感觉呼吸困难程度）：1（很轻微的呼吸困难）。测试期间胸痛无进行性加重。运动负荷下心电图未见缺血型改变。患者的CPET九宫图见图4-4，心肺数据见表4-3。

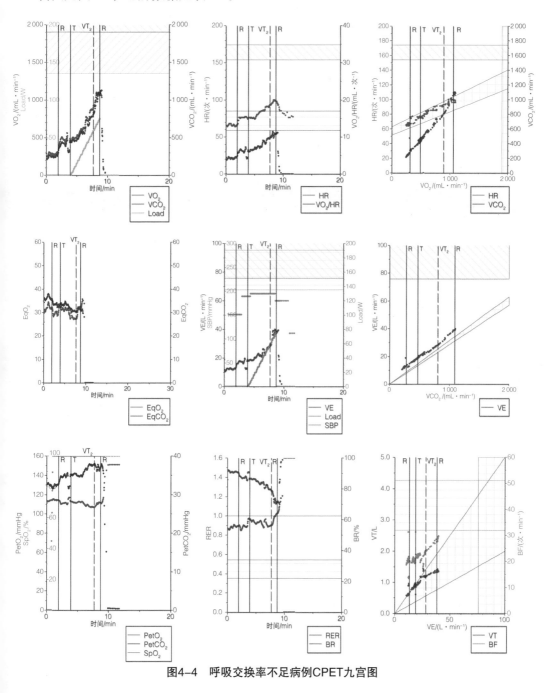

图4-4　呼吸交换率不足病例CPET九宫图

表4-3 呼吸交换率不足病例的CPET数据

项目	名称	数据	
运动能力	呼吸交换率	RER 0.99，用力程度不满意	
	峰值摄氧量	peak VO$_2$ 1 117mL/min，占48 % pred（正常≥84%），VO$_2$/kg 14.1mL/（kg·min）	
	无氧阈	AT VO$_2$ 870mL/min，占37.5%VO$_2$ pred（正常40%～80%），VO$_2$/kg 11.0mL/（kg·min）	
心血管功能	运动心电图变化	未出现心肌缺血表现及心律失常	
	HR/（次·min^{-1}）	rest 65，peak 96，1min心率恢复：12；恢复期心率变时功能正常	
	BP/mmHg	rest 151/58，peak 195/61，BP正常上升	
	氧脉搏	11.6占80% pred（正常＞80%），运动中持续上升	
	ΔVO$_2$/ΔWR	11.96 mL/（min·W）（标准值为10），运动中持续上升	
通气和灌注	呼吸储备	BR剩余61%（正常＞30%）	最高呼吸频率BF 27次/min（正常＜40次/min）
	AT时刻的VE/VCO$_2$	30.3（正常＜30）	VE/VCO$_2$ slope 30.4（正常＜30）
	PetCO$_2$/mmHg	静息32.23（正常＞32），运动中正常增加	
	运动中SpO$_2$	正常	

4.3.3　CPET报告解读

①RER是评价运动测试有效性的指标，RER＞1.1表示患者用力程度满意。该患者RER在休息时为0.9，运动因下肢疲劳而非下肢疼痛终止，此时RER为0.99，同时HRR和BR剩余很多，提示用力程度是不够的，可能是骨骼肌能力不足或心理原因。

②测试者氧脉搏达预测值的80%，运动中其轨迹持续上升；氧功率（ΔVO$_2$/ΔWR）正常，运动中持续上升，在测试用力不足的情况下，peak VO$_2$/kg仅达14.1mL/（kg·min），占预测值的48%，并不能合理反映最大的心肺适能。

③在测试中，鼓励受试者作最大努力，使RER＞1.1甚至更高，才能更有效地观察运动受限的原因。

4.4　呼吸储备用尽病例

4.4.1　临床资料

女性，62岁，因活动后气促3个月，以"气促查因"就诊，进行CPET以鉴别不明原因的呼吸困难。患者身高161cm，体重75kg，BMI 28.9kg/m^2。无吸烟史，无哮喘病史，影像学未见肺部异常。

4.4.2　CPET过程

采用Schiller心肺运动仪器，静态肺功能提示中度限制性肺通气功能障碍，小气道功能异常，患者肺通气功能检查的容量时间曲线、流速容量曲线及测试数据见图4-5；使用功率自行车，采用Ramp-15W方案，运动负荷时间6分30秒，最大负荷96W（达80%pred）。运动终止主要原因：气促。Borg评分：15～16（用力）。呼吸困难评分：3级（中等程度）。患者的CPET九宫图见图4-6，心肺数据见表4-4。

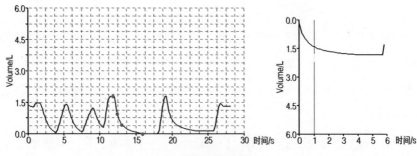

A. 容量时间曲线

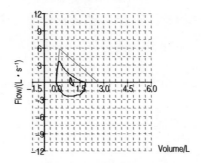

B. 流速容量曲线

	pred.	act.	act./pred.
Spirometry			
VC max L	2.74	1.82	66%
IVC L	2.74	1.81	66%
IRV L	—	0.85	—
ERV L	—	0.44	—
VT L	—	0.52	—
Flow/Volume			
FVC ex.................L	2.63	1.83	70%
FEV_1 L	2.21	1.39	63%
FEV_6 L	—	—	—
FEV_1/VC max ....%	77	76	99%
FEV_1/FVC ex ....%	77	76	99%
MEF25 ....L/s	1.25	0.48	39%
MEF50 ....L/s	3.55	1.29	36%
MEF75 ....L/s	5.23	2.51	48%
MEF75–85...............L/s	—	2.86	—
PEF ....L/s	5.91	3.70	63%
PIF ....L/s	—	2.43	—

C. 肺通气功能测试数据

图4-5　肺通气功能

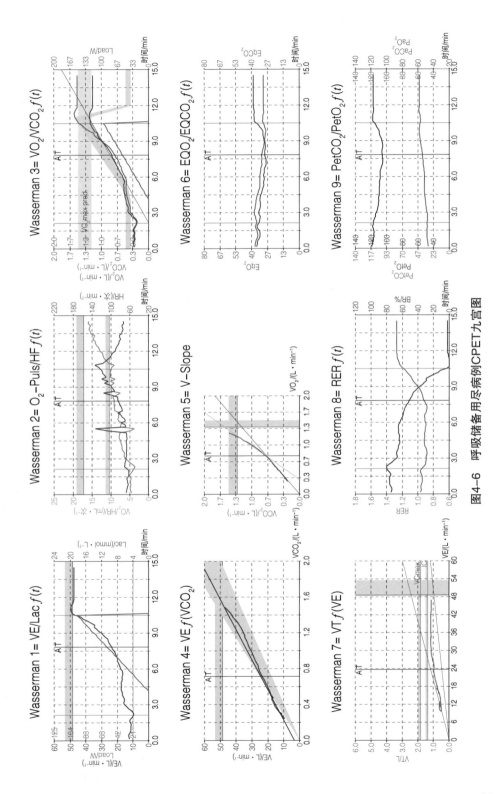

图4-6 呼吸储备用尽病例CPET九宫图

表4-4　呼吸储备用尽病例的CPET数据

项目	名称	数据	
运动能力	呼吸交换率	RER 1.19，用力程度满意	
	峰值摄氧量	peak VO$_2$ 1 250mL/min，占91%pred（正常≥84%），VO$_2$/kg 16.6mL/（kg·min）	
	无氧阈	AT VO$_2$ 780mL/min，占57%VO$_2$ pred（正常40%～80%），VO$_2$/kg 10.4mL/（kg·min）	
心血管功能	运动心电图变化	未出现心肌缺血表现；未见心律失常	
	HR/（次·min^{-1}）	rest 63，peak 123，1min心率恢复：18；恢复期心率变时功能正常	
	BP/mmHg	rest 135/96，peak 212/103，BP正常上升	
	氧脉搏	10.1占97% pred（正常＞80%），运动中持续上升	
	ΔVO$_2$/ΔWR	9.6mL/（min·W）（标准值为10），运动中持续上升	
通气和灌注	呼吸储备	BR剩余3%（正常＞30%）	最高呼吸频率BF 41次/min（正常＜40次/min）
	AT时刻的VE/VCO$_2$	29（正常＜30）	VE/VCO$_2$ slope 29.62（正常＜30）
	PetCO$_2$/mmHg	静息：32.6（正常＞32），运动中正常增加	
	运动中SpO$_2$	正常	

4.4.3　CPET报告解读

①静态肺功能提示中度限制性肺通气功能障碍与小气道功能异常。

②患者的peak VO_2和AT值均在正常预测值范围，分别占预测值的91%和57%，但VO_2/kg分别是16.6mL/（kg·min）和10.4mL/（kg·min）。氧脉搏占预测值的97%，AT时的VE/CO_2，以及VE/VCO_2 slope正常，心功能不全的证据不明显，结合患者BMI 29.8kg/m^2，提示患者VO_2/kg低，主要与肥胖有关。特征性的改变是BR用尽，仅剩余3%（正常>30%），而HRR高，提示运动受限于呼吸功能受损（图4-7）。

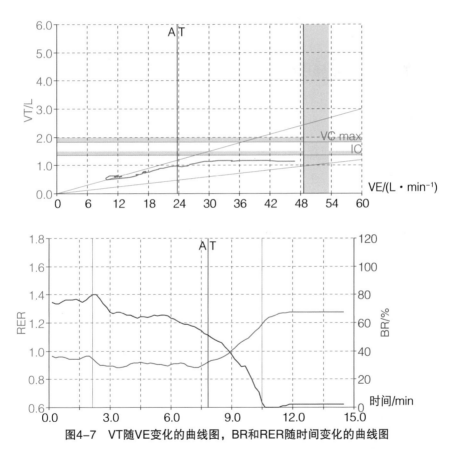

图4-7　VT随VE变化的曲线图，BR和RER随时间变化的曲线图

③不明原因的呼吸困难患者危险分层：高危，主要是肺功能受损，如$PetCO_2$静息32.6高危，VE/MVV>0.8高危；心血管功能无严重受损，如VE/VCO_2 slope 29.62低危，Peak VO_2–Pred 91%低危；标准运动试验参数，无异常，低危。

④据上述有限的临床资料，主要考虑肥胖引起的限制性通气功能障碍，运动时BR用尽，限制了运动功能。但仍需进一步筛查肺通气功能受损的原因，比如反应性气道疾病，肺弥散功能减退等问题。

4.5　血氧饱和度异常下降病例

4.5.1　临床资料

女性，34岁，3年前（产后2个月左右）无明显诱因出现头晕不适，偶有头痛，家务活动、爬楼（≥2层）后出现头晕、乏力、胸闷、心悸，休息后可逐渐缓解，我院心内科查心脏超声提示：重度肺高压（估测肺动脉收缩压110mmHg，平均肺动脉压64mmHg），原因待查，重度三尖瓣反流（面积17.5cm²），轻度肺动脉瓣反流，右室收缩功能稍减低（常规为42mm），EF 71%。临床诊断"特发性肺动脉高压"，服用万艾可、安立生坦。

查体：BP 112/83mmHg，双侧肺呼吸音正常，未闻及干啰音，未闻及湿啰音，未闻及胸膜摩擦音，心音正常，心尖区可闻及3/6级收缩期杂音，HR 90次/min，心律齐。

辅助检查：白细胞计数6.66×10^9/L，血红蛋白浓度164g/L（↑），6min步行距离测试结果为285m。

经胸心脏彩色多普勒超声提示：重度肺高压，三尖瓣瓣环扩张，后叶小腱索断裂，重度反流，轻度肺动脉瓣反流，卵圆孔开放。

4.5.2　CPET过程

患者采用Ramp-5W方案，运动负荷时间4分30秒，功率22W时因严重的气促要求终止测试。Borg评分为13～14（稍稍用力），呼吸困难评分为5（严重的呼吸困难）。由于疫情期间未行肺通气检查，无该项指标结果。测试期间面罩通过过滤器连接流量传感器及气体采样管。患者的CPET九宫图见图4-8，心肺数据见表4-5。

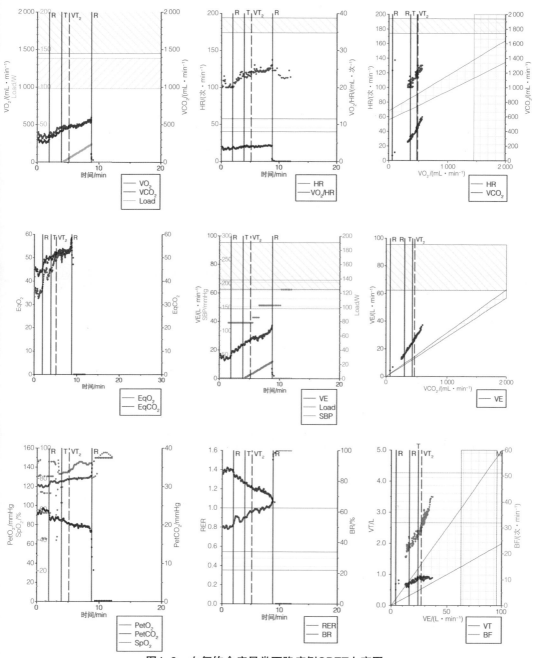

图4-8 血氧饱合度异常下降病例CPET九宫图

表4-5　血氧饱合度异常下降病例的CPET数据

项目	名称	数据	
运动能力	呼吸交换率	RER 1.02，用力程度不足，原因：运动终止于气促及SpO_2下降	
	峰值摄氧量	peak VO_2 554mL/min，占32% pred（正常≥84%），VO_2/kg 8.5mL/（kg·min）	
	无氧阈	AT VO_2 473mL/min，占27 %VO_2 pred（正常40%～80%），VO_2/kg 7.3mL/（kg·min）	
心血管功能	运动心电图变化	静息期及运动期呈完全性右束支传导阻滞图形，频发房性早搏，偶见室早，室上速，ST-T仅供参考	
	HR/（次·min^{-1}）	rest 100，peak 126，1min心率恢复：3；恢复期心率变时功能不良	
	BP/mmHg	rest 117/84，peak 154/77，BP正常上升	
	氧脉搏	4.4占45% pred（正常>80%），运动中不升	
	ΔVO_2/ΔWR	9.01mL/（min·W）（标准值为10），运动中缓慢上升	
通气和灌注	呼吸储备	BR剩余70%（正常>30%）	最高呼吸频率BF 36次/min（正常<40次/min）
	AT时刻的VE/VCO_2	51.5（正常<30）	VE/VCO_2 slope 67.54（正常<30）
	$PetCO_2$/mmHg	静息23.53（正常>32），运动中不升	
	运动中SpO_2	下降	

主要异常指标

①由于测试终止于气促，RER 1.02。peak VO_2/kg 8.5mL/（kg·min），仅占预测值的32%，氧脉搏在运动期间不升。

②静息期SpO_2 93%，热身期即下降至83%，运动终止后1min恢复至92%。

③热身期间呼吸频率BF及每分钟通气量VE开始增加，EqO_2和$EqCO_2$以及$PetO_2$不降反升，$PetCO_2$不升反降，VE/VCO_2 slope异常大，达到67.54。

4.5.3 CPET报告解读

①患者的peak VO_2和AT都低，氧脉搏不升，提示运动耐量极重度下降；AT时VE/VCO_2异常升高，达52.4，同时SpO_2下降，提示肺通气灌注异常，尤其是异常大的VE/VCO_2 slope，结合临床诊断，符合肺血管疾病。

②在热身期，转动脚踏车所需要的低负荷下，即出现的呼吸频率BF及每分钟通气量VE异常增加，EqO_2和$EqCO_2$以及$PetO_2$不降反升，$PetCO_2$不升反降，VE/VCO_2 slope异常大，这些指标提示静脉回流增加，右心房充盈增加，在肺动脉高压和卵圆孔未闭的基础上，右心房压力超过左心房，而导致右向左分流，静脉血混入了左心房的动脉血，引起了SpO_2的下降和过度通气。

4.6 心率应答异常病例

4.6.1 临床资料

男性，71岁，2013年因"窦性停搏"行双腔心脏永久性起搏器植入术。2021年5月8日冠状动脉旁路移植术，因配合搭桥，将起搏器心率调高。心率应答异常患者心电图如图4-9所示。

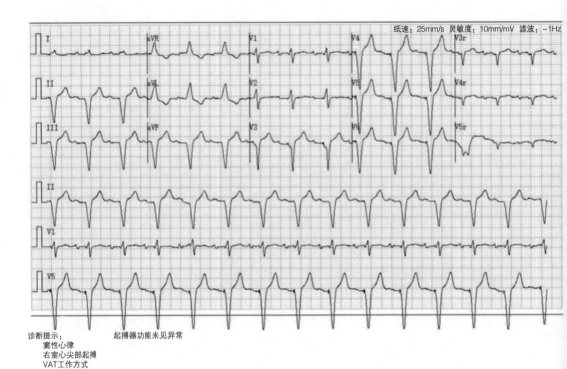

纸速：25mm/s　灵敏度：10mm/mV　滤波：-1Hz

诊断提示：　　　起搏器功能未见异常
　窦性心律
　右室心尖部起搏
　VAT工作方式

　　心率应答异常患者心电图：窦性心律，右室心尖部起搏，VAT工作方式。提示起搏器功能未见异常。

图4-9　心率应答异常患者心电图

4.6.2　CPET过程

　　患者在功率自行车上完善CPET，无胸闷、气促等不适。予Ramp-12W方案，至运动负荷6分50秒，功率负荷81W时，患者因双下肢疲劳要求停止运动，Borg评分：15~16（用力），呼吸困难评分：2（轻微的呼吸困难）。患者的CPET九宫图见图4-10，心肺数据见表4-6。

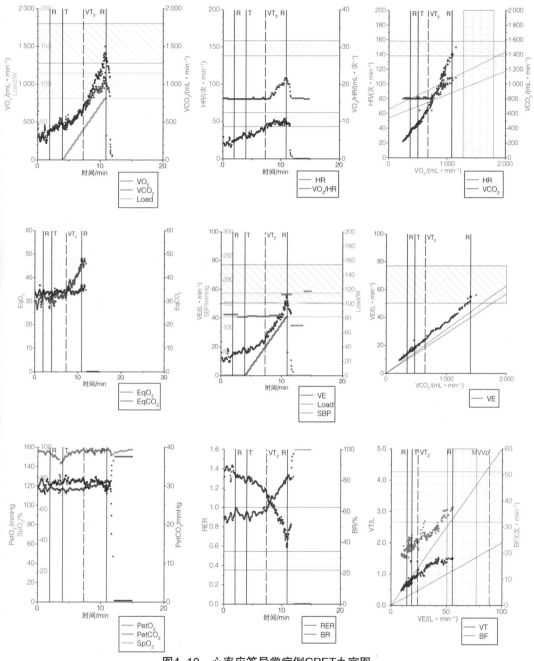

图4-10 心率应答异常病例CPET九宫图

表4-6　心率应答异常病例的CPET数据

项目	名称	数据	
运动能力	呼吸交换率	RER 1.30，用力程度满意	
	峰值摄氧量	peak VO$_2$ 1095mL/min，占71% pred（正常≥84%），VO$_2$/kg 16.9mL/（kg·min）	
	无氧阈	AT VO$_2$ 650mL/min，占42 %VO$_2$ pred（正常40%～80%），VO$_2$/kg 10mL/（kg·min）	
心血管功能	运动心电图变化	双腔心脏起搏器，静息期、恢复期及运动前3分30秒可见起搏心率80次/min，运动期4分50秒出现自主心率，自主心率房扑3：1传导，ST-T改变仅供参考，未出现其他心律失常	
	HR/（次·min^{-1}）	rest 80，peak 108，1min心率恢复：18；恢复期心率变时功能正常	
	BP/mmHg	rest 127/80，peak 169/84，BP正常上升	
	氧脉搏	10.1占96% pred（正常＞80%），运动高峰期出现平台	
	ΔVO$_2$/ΔWR	9.03mL/（min·W）（标准值为10），运动中持续上升	
通气和灌注	呼吸储备	BR剩余41%（正常＞30%）	最高呼吸频率BF 36次/min（正常＜40次/min）
	AT时刻的VE/VCO$_2$	33.3（正常＜30）	VE/VCO$_2$ slope 35.17（正常＜30）
	PetCO$_2$/mmHg	静息30（正常＞32），运动中正常增加	
	运动中SpO$_2$	正常	

4.6.3 CPET报告解读

本例测试最大的特点是心率变时功能异常，心率不能随运动负荷增加而增加（图4-11）。

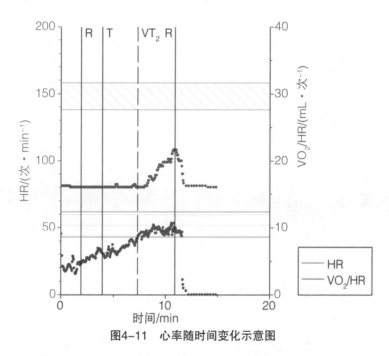

图4-11 心率随时间变化示意图

静息时及运动早期患者心率变时功能异常，心率不随运动负荷增加而增加，热身期以及功率递增时尽管VO_2及VCO_2随功率增加而增加，心率仍维持在85次/min（图4-12A、图4-12B）。在约4分50秒时患者出现自主心率，自主心率房扑以3∶1传导（图4-12C），peak HR 108次/min。

窦房结功能正常的个体，通常VO_2/kg每增加3.5mL/（kg·min），心率增加10次/min。本例患者做过起搏器植入术，热身及运动后心率无明显上升，功率递增时反应异常缓慢，提示起搏器应答未能随个体运动需求上升而相应增加。在测试过程中，需要严密观察其他运动受限的指标。指导该类起搏器应答功能异常的患者时，运动强度应该主要参考VO_2、AT及自我感觉用力评分。

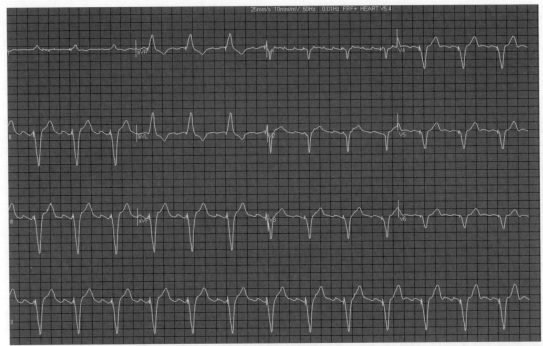

A. 静息期心电图

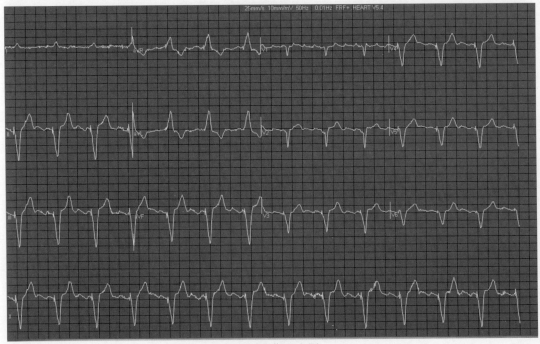

B. 运动早期心电图

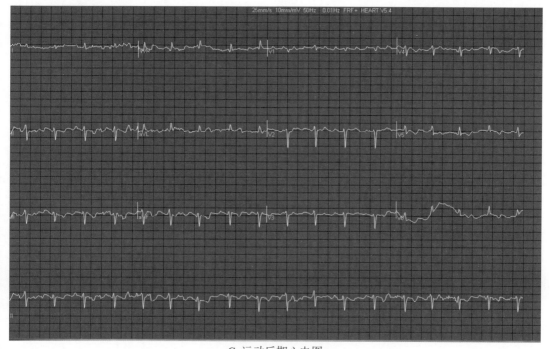

C. 运动后期心电图

图4-12　心率应答异常患者不同运动时期的心电图变化

4.7　房缺合并重度肺动脉高压的病例

4.7.1　临床资料

男性，62岁，5年前体检时发现心脏杂音，1个月余前出现咳嗽、气促，伴双下肢凹陷性水肿入院。

辅助检查：心电图心房扑动（2∶1下传）；完全性右束支阻滞。胸片，双肺多血。双肺门增浓，C/T＝0.68，肺动脉膨隆。心脏彩超提示，大房间隔缺损（继发孔型）；重度三尖瓣反流，反流彩束面积13.8cm²；估测肺动脉收缩压92mmHg。冠脉造影未见异常。

6min步行距离475m，呼吸评分2级，下肢评分11～12。

4.7.2　CPET过程

采用脚踏车运动负荷试验，Ramp-12W方案，运动负荷时间3分19秒，最大负荷38W（达到30.6%pred）。运动终止主要原因：胸闷、头晕、心室率过快；

Borg评分：13～14（有点用力）。呼吸困难评分：3（中度）。患者的CPET九宫图见图4-13，心肺数据见表4-7。

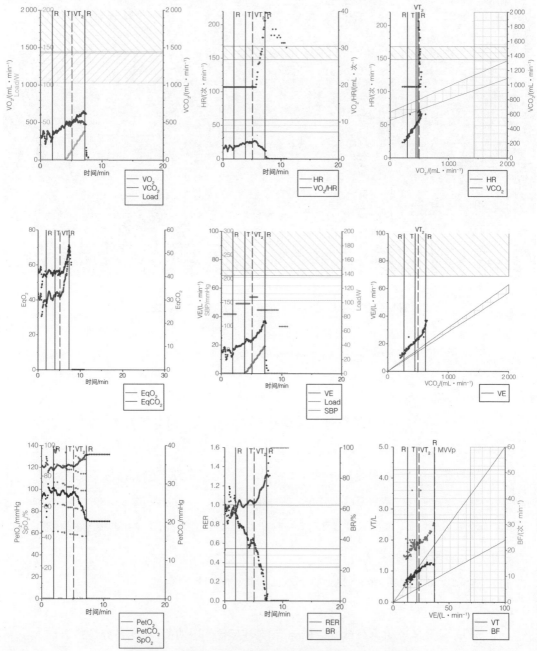

图4-13　房缺合并重度肺动脉高压病例的CPET九宫图

表4-7　房缺合并重度肺动脉高压病例的CPET数据

项目	名称	数据	
运动能力	呼吸交换率	RER 1.18，用力程度：满意	
	峰值摄氧量	peak VO$_2$ 537mL/min，占31% pred（正常≥84%），VO$_2$/kg 10.5mL/（kg·min）	
	无氧阈	AT VO$_2$ 460mL/min，占27%VO$_2$ pred（正常40%～80%），VO$_2$/kg 9.0mL/（kg·min）	
心血管功能	运动心电图变化	2：1房扑，运动高峰期心率203次/min；各导联ST-T改变，运动中未见进一步压低	
	HR/（次·min^{-1}）	rest 107，peak 203	
	BP/mmHg	rest 125/87，peak 134/83，BP运动期1分30秒 161/83mmHg，高峰期下降至134/83mmHg	
	氧脉搏	3.6 占40％pred（正常＞80%），运动中上升，AT后下降	
	ΔVO$_2$/ΔWR	10.14 mL/（min·W）（标准值为10），运动中上升，AT后下降	
通气和灌注	呼吸储备	BR剩余14%（正常＞30%）	最高呼吸频率BF 24次/min（正常＜40次/min）
	AT时刻的VE/VCO$_2$	42.0（正常＜30）	VE/VCO$_2$ slope 53（正常＜30）
	PetCO$_2$/mmHg	静息29.22（正常＞32），运动中不升	
	运动中SpO$_2$	由96%下降至90%	

4.7.3　CPET报告解读

①患者的peak VO$_2$仅占预测值的31%，提示运动耐量极重度下降；VE/VCO$_2$ slope达到53，提示通气分级Ⅳ级，PetCO$_2$静息29.22，运动中不升，提示肺动脉高压通气与灌注严重不匹配。

②根据患者的VE/VCO$_2$ slope（通气分级Ⅳ级），peak VO$_2$/kg为10.5mL/（kg·min）（Weber运动心肺功能C级），运动峰值PetCO$_2$为22.5mmHg，运动期出现心律失常导致运动终止，BP下降和SpO$_2$下降，均提示患者的肺动脉高压预后及危险分层属于高危级别。

③测试期间房扑2：1下传，逐渐变为房扑3：2至5：4下传，运动高峰期变为

房扑1∶1下传，HR由相对固定的107次/min快速上升至203次/min，每搏输出量和BP下降，是导致氧功率和氧脉搏同步下降的主要因素。

④在AT后同一时间突然出现了$PetO_2$急剧增高，$PetCO_2$急剧下降，RER急剧增高，VE/VO_2和VE/VCO_2急剧增高，SpO_2骤然下降，这些现象不排除出现了右向左分流，即由于肺动脉压升高导致右心静脉血经房间隔进入了左心房，静脉血混入动脉系统，刺激过度通气导致的一系列表现。

4.8　运动诱发心律失常的典型案例

在CPET期间，一方面由于运动时心脏处于负荷状态，交感神经活性增加，迷走神经张力降低，血液中儿茶酚胺的浓度升高，使心脏自律性增高，导致发生心律失常的概率增加；另一方面，运动时心肌耗氧量大幅度增加，若存在冠状动脉病变，剧烈运动时冠状动脉供血、供氧不能满足心肌代谢的需求，也会引起心律失常。以下将为大家展示常见的运动诱发心律失常的典型案例。

4.8.1　激动起源异常

病例1——室速、室上速

①临床资料。

65岁门诊患者，男性，因"心脏瓣膜病术后1年"复查，既往有高血压病，治疗后平日血压控制良好。心电图：窦性心律，r波递增不良，ST-T改变。

②运动过程及心电图改变。

采用脚踏车运动负荷试验，Ramp-12W方案，运动负荷时间7分40秒，最大负荷92W（达到76%pred），5.5METs。运动终止主要原因：心律失常（短阵室速、阵发性室上速）。Borg评分：19～20（极用力）。呼吸困难评分：5～6（严重）。静息心率73次/min，心电图如图4-14A所示。运动心电图变化：运动初期HR随运动负荷增加而相应增加，未见心律失常及心电图心肌缺血表现；运动高峰期7分28秒时突发短阵室性心动过速（图4-14B），随即转变为阵发性室上性心动过速，心室率约210次/min（图4-14C），BP 176/97mmHg，立即终止运动试验。恢复期观察心电图持续呈阵发性室上性心动过速，心室率逐渐减慢，由210次/min降低至150次/min，至恢复期5min左右恢复窦性心律。

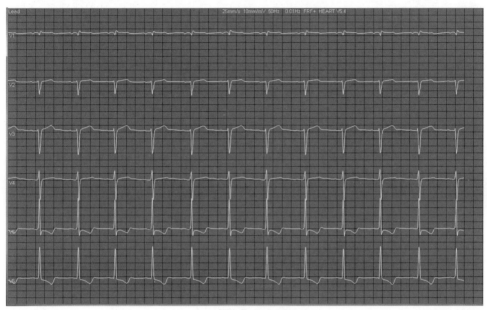

A. 静息期心电图

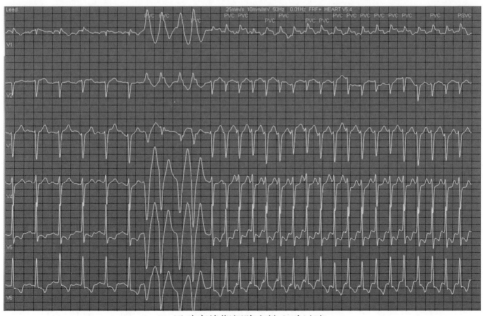

B. 运动高峰期短阵室性心动过速

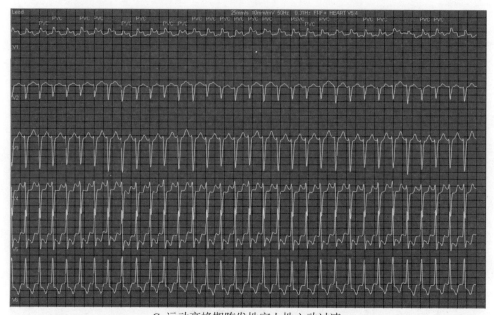

C. 运动高峰期阵发性室上性心动过速

图4-14　心脏瓣膜病术后患者不同运动时期的心电图

病例2——室速

①临床资料。

74岁住院患者，女性，因"反复胸闷8年余，再发1个月"入院。既往行冠状动脉造影确诊冠心病，有高血压病、糖尿病、肺腺癌病史。心电图：窦性心律，偶发室性早搏，轻度T波异常。心脏超声：升主动脉内径增宽，左房增大，左室壁增厚，左室舒张功能减低。胸部CT：左下肺实性病灶，较前变化不大；左上肺尖后段结节、右中肺内侧段纤维钙化灶；双侧胸膜局部增厚。冠状动脉造影：左主干未见明显狭窄，血流TIMI 3级；前降支中段硬化斑块伴轻度狭窄，血流TIMI 3级；回旋支全程多发斑块伴轻度狭窄，第二钝缘支开口至近段轻度狭窄，血流TIMI 3级；右冠状动脉中段局限性狭窄90%～95%，锐缘支开口狭窄80%，血流TIMI 3级；左优势型冠状动脉。

②运动过程及心电图改变。

采用脚踏车运动负荷试验，Ramp-8W方案，运动负荷时间7分8秒，最大负荷57 W，4.5METs。运动终止主要原因：达到目标心率。Borg评分：17～18（很用力）。呼吸困难评分：2（轻度）。静息心率79次/min，心电图如图4-15A所示。

运动心电图变化：随着运动负荷增加室性早搏逐渐增多，运动高峰期见短阵室性
心动过速（图4-15B）。恢复期观察心电图仍持续有频发室性早搏（图4-15C）。

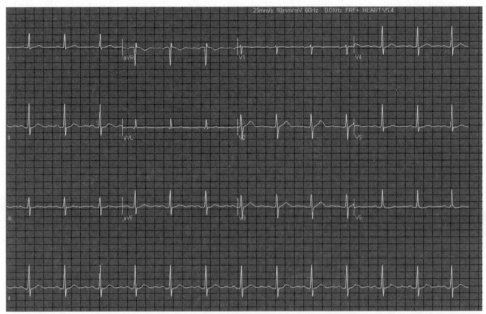

A. 静息期心电图

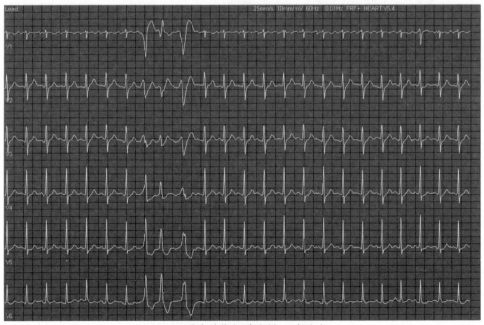

B. 运动高峰期短阵室性心动过速

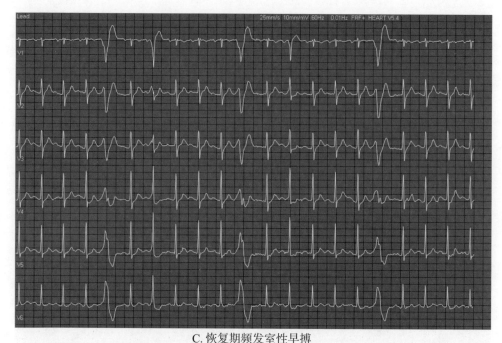

C. 恢复期频发室性早搏

图4-15　冠心病女性患者不同运动时期的心电图

病例3——加速性房性心律

①临床资料。

63岁住院患者，男性，因"反复胸闷痛6年余，再发2天"入院。既往行冠状动脉造影确诊冠心病，有糖尿病病史。心电图：窦性心律，大致正常心电图。心脏超声：左房增大，主动脉瓣轻度反流，左室舒张功能减低。胸片：心影增大，双肺、膈未见异常。冠状动脉造影：左主干未见狭窄；前降支远段局限狭窄60%，血流TIMI 3级；回旋支、右冠状动脉及其主要分支未见明显狭窄，血流通畅；右优势型冠状动脉。

②运动过程及心电图改变。

采用脚踏车运动负荷试验，Ramp-12W方案，运动负荷时间6分38秒，最大负荷80W，5.5METs。运动终止主要原因：双下肢乏力。Borg评分：17~18（很用力）。呼吸困难评分：2（轻度）。静息心率78次/min，心电图如图4-16A所示。运动心电图变化：运动初期HR随运动负荷增加而相应增加，偶见房性早搏；运动高峰期6分38秒时见窦房结至心房游走性心律（图4-16B），因患者双下肢乏力终止运动试验，恢复期观察心电图全程均为加速性房性心律（图4-16C）。

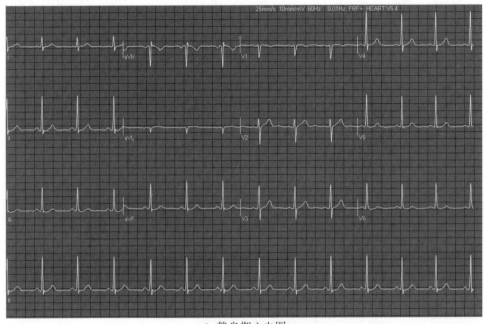

A. 静息期心电图

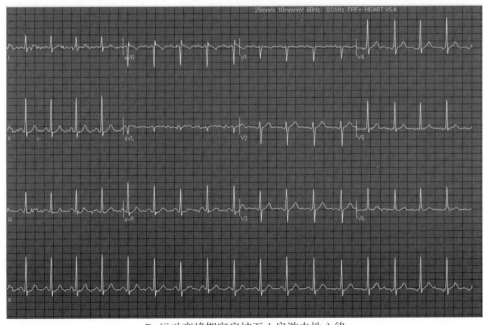

B. 运动高峰期窦房结至心房游走性心律

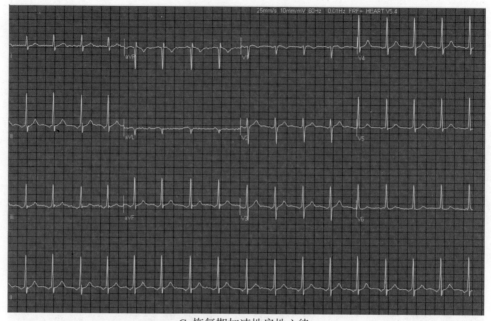

C.恢复期加速性房性心律

图4-16　冠心病男性患者不同运动时期的心电图

病例4——加速性交界性心律、频发室性早搏呈二联律

①临床资料。

女性患者，45岁，因"反复胸闷痛1年余"行运动负荷试验。心电图：窦性心动过缓，r波递增不良。胸片：心影无增大，心、肺、膈未见异常。

②运动过程及心电图改变。

采用脚踏车运动负荷试验，Ramp-12W方案，运动负荷时间5分54秒，最大负荷71W，6.4METs。运动终止主要原因：双下肢乏力。Borg评分：18（很用力）。呼吸困难评分：2（轻度）。静息心率53次/min，心电图如图4-17A所示。运动心电图变化：随着运动负荷增加HR相应增快，运动至2分2秒见加速性交界性心律、频发室性早搏（图4-17B），加速性交界性心律持续约1min后自行终止（图4-17C）；运动中室性早搏持续增多，见频发室性早搏、呈二联律（图4-17D）。恢复期观察心电图室性早搏逐渐减少至消失（图4-17E）。

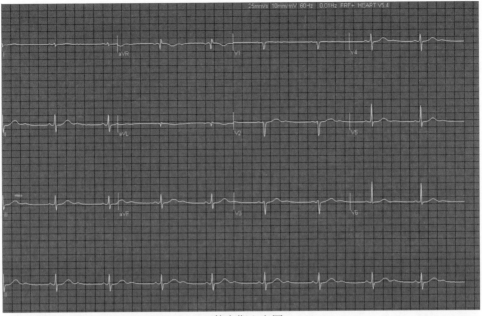

A. 静息期心电图

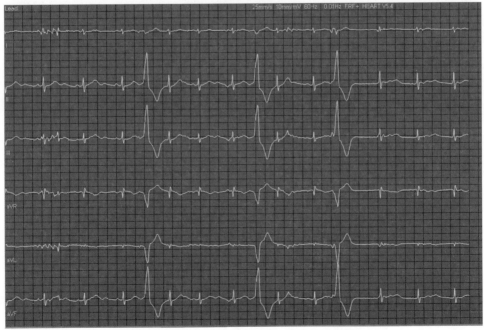

B. 运动中加速性交界性心律、频发室性早搏

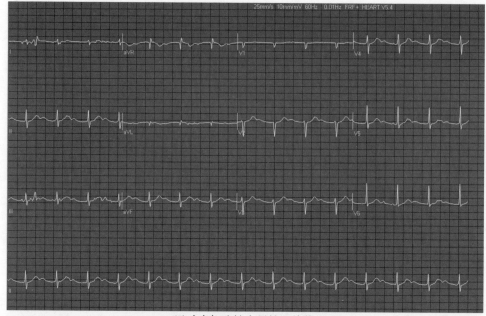

C. 运动中加速性交界性心律终止

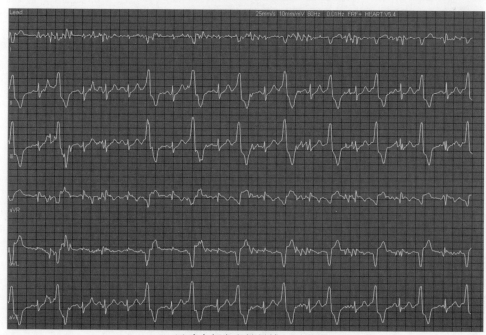

D. 运动中频发室性早搏: 二联律

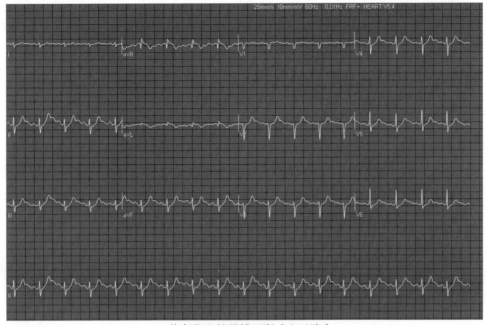

E. 恢复期室性早搏逐渐减少至消失

图4-17　胸闷痛患者不同运动时期的心电图变化

　　室性心律失常是运动负荷试验常见的心律失常，发生持续性室性心动过速、心室扑动或心室颤动，是终止运动试验的绝对指征。由于恶性室性心律失常会引起严重血流动力学紊乱，威胁受试者生命，故进行运动负荷试验前必须准备好抢救用品及药品，高危患者检查时应全程由上级医师或主管医生陪同。运动诱发室性心律失常常提示患者预后不良，但要作为心肌缺血或冠心病的诊断标准，应同时伴有典型运动相关心绞痛症状以及心电图改变。

　　房性心律失常是运动负荷试验较常见的心律失常，持续出现快心率，可能诱发或加重心功能不全和心肌缺血，是终止运动试验的相对指征，终止试验后心律失常多能在短时间内自行终止。有报道显示，运动诱发房性心律失常的患者，发生主要心脏不良事件的风险并没有增加，也不能作为诊断心肌缺血和/或冠心病的诊断标准。

4.8.2 激动传导异常

病例1——二度Ⅰ型房室阻滞

①临床资料。

22岁门诊患者，男性，因"胸闷痛3天"行运动负荷试验。心电图：窦性心律，T波异常。

②运动过程及心电图改变。

采用脚踏车运动负荷试验，Ramp-20W方案，运动负荷时间7分26秒，最大负荷149W，5.5METs。运动终止主要原因：双下肢乏力。Borg评分：17（很用力）。呼吸困难评分：2（轻度）。运动心电图变化：运动37s时见二度Ⅰ型房室传导阻滞（图4-18）；随后HR随运动负荷增加而相应增加，运动及恢复期未再出现心律失常。

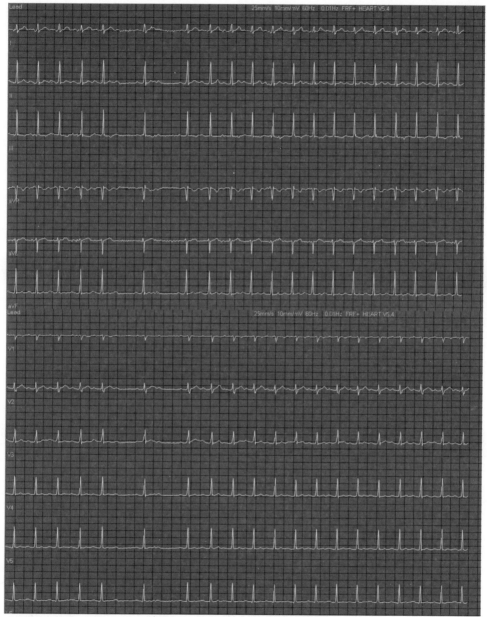

图4-18 二度Ⅰ型房室传导阻滞

病例2——二度Ⅱ型房室阻滞

①临床资料。

74岁住院患者，女性，因"头晕、心悸5年，再发1个月"入院。既往行冠状动脉造影确诊冠心病，有高血压病、冠心病、脑梗死病史。心电图：窦性心动过缓，逆钟向转位。心脏超声：升主动脉扩张，左室舒张功能减低，主动脉瓣退行性变。胸片：心影增大，双肺、膈未见明确异常。

②运动过程及心电图改变。

采用脚踏车运动负荷试验，Ramp-8W方案，运动负荷时间6分7秒，最大负荷49W，4.1METs。运动终止主要原因：心律失常（二度Ⅱ型房室传导阻滞）。Borg评分：17（很用力）。呼吸困难评分：1（非常轻）。静息心率72次/min，心电图如图4-19A所示。运动心电图变化：运动初期HR随运动负荷增加而相应增快，运动至3分52秒时出现二度Ⅱ型房室传导阻滞（图4-19B）；随着运动负荷增加，脱落的QRS波群逐渐增多，至运动期5分52秒出现二度房室传导阻滞（2∶1下传），心室率较前下降，约62次/min（图4-19C）；予终止运动试验，继续观察心电图，至恢复期3分50秒仍为二度房室传导阻滞（2∶1下传）（图4-19D），随后房室传导逐渐恢复正常；至恢复期6分1秒二度房室传导阻滞消失（图4-19E）。

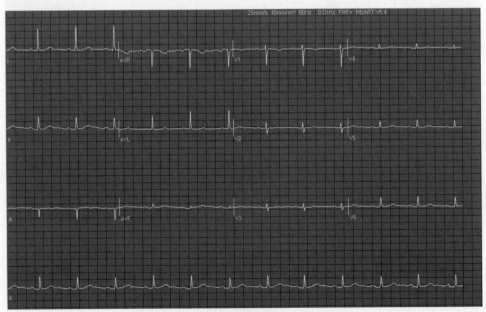

A. 静息期心电图

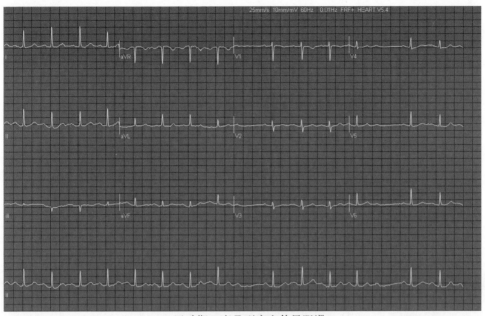

B. 运动期二度Ⅱ型房室传导阻滞

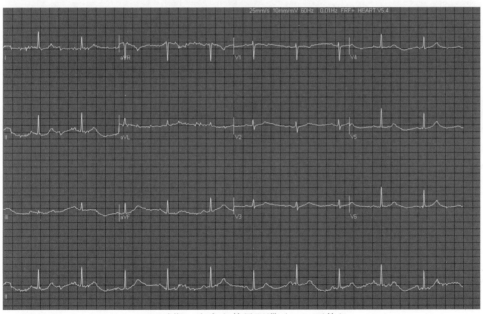

C. 运动期二度房室传导阻滞（2∶1下传）

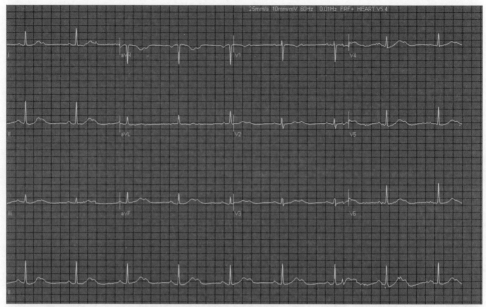

D.恢复期二度房室传导阻滞（2：1下传）

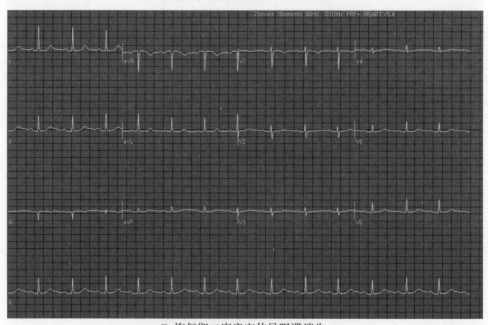

E.恢复期二度房室传导阻滞消失

图4-19　74岁女性患者不同运动时期的心电图变化

病例3——完全性右束支传导阻滞

①临床资料。

61岁住院患者，女性，因"反复头晕、心悸1年余，加重1周"入院。既往有二尖瓣反流病史。心电图：窦性心律，大致正常心电图。心脏超声：二尖瓣后叶脱垂，考虑部分腱索断裂，二尖瓣重度反流；主动脉瓣轻度反流；三尖瓣轻度反流；肺动脉轻度高压。胸片：心、肺、膈未见异常。

②运动过程及心电图改变。

采用脚踏车运动负荷试验，Ramp-10W方案，运动负荷时间5分27秒，最大负荷55W，6.2METs。运动终止主要原因：双下肢乏力。Borg评分：16（用力）。呼吸困难评分：1（非常轻）。静息期见偶发房性早搏伴室内差异性传导（图4-20A）。运动心电图变化：运动初期HR随运动负荷增加而相应增快，热身阶段至运动试验结束持续呈完全性右束支传导阻滞（图4-20B），运动中见偶发房性早搏、偶发室性早搏。

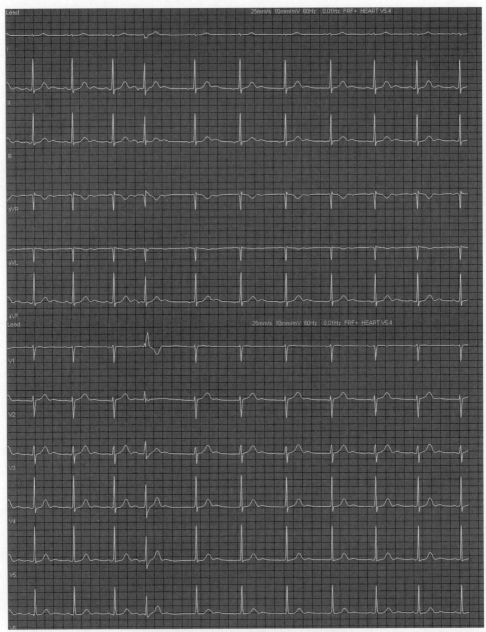

A. 静息期偶发房性早搏伴室内差异性传导

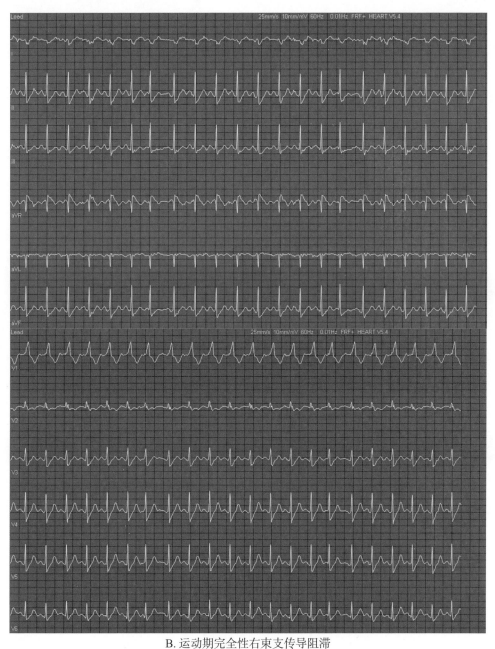

B. 运动期完全性右束支传导阻滞

图4-20　61岁女性患者不同运动时期的心电图变化

病例4——完全性左束支传导阻滞

①临床资料。

48岁住院患者，男性，因"反复胸闷2年，劳力性气促1个月"入院。既往有高血压病、痛风病史。心电图：窦性心律，逆钟向转位。心脏超声：主动脉瓣轻度狭窄并关闭不全，升主动脉增宽；二尖瓣微量反流，左房、左室增大，左室流出道增宽，左室舒张功能减低，左室射血分数减低；三尖瓣微量反流。胸片：心影中度增大，肺、膈未见异常。冠状动脉造影：左主干、回旋支、右冠状动脉及其主要分支未见明显狭窄，血流通畅；前降支中段局限性狭窄约50%，血流通畅；左优势型冠状动脉。

②运动过程及心电图改变。

采用脚踏车运动负荷试验，Ramp-15W方案，运动负荷时间6分8秒，最大负荷92W，6.4METs。运动终止主要原因：双下肢乏力。Borg评分：17～18（很用力）。呼吸困难评分：0.5（极轻微）。静息心率71次/min，心电图如图4-21A所示。运动心电图变化：运动初期HR随运动负荷增加而相应增快，运动至3分52秒时出现完全性左束支传导阻滞（图4-21B），一直持续至运动试验结束。

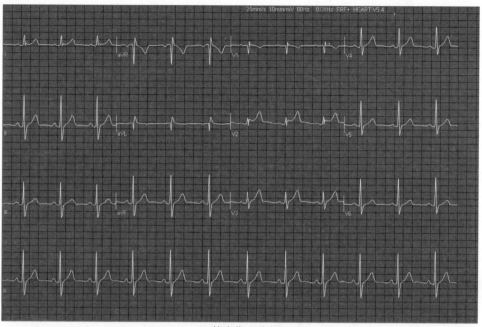

A. 静息期心电图

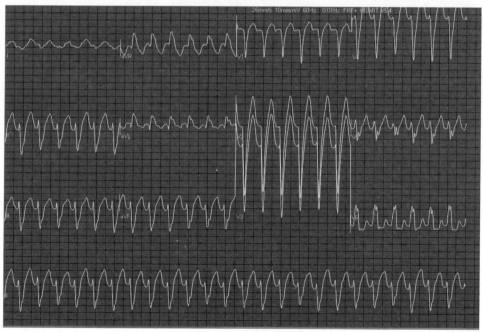

B. 运动期完全性左束支传导阻滞

图4-21 48岁男性患者不同运动时期的心电图变化

激动传导异常是运动负荷试验较少见的心律失常，具体发生率尚无大样本统计数据支持。发生激动传导异常时，如同时伴有头晕、黑蒙等症状，或伴有血流动力学不稳的情况，应适时终止运动试验。

部分研究证实，激动传导异常与心肌缺血或冠心病相关，但激动传导异常能否作为心肌缺血和/或冠心病的诊断标准仍存在争议。2015年浙江省医学会心电生理与起搏分会无创心电学组起草的《浙江省心电图平板运动试验操作与诊断规范（试用版）》首次将低负荷运动量（<5METs）时，出现房室传导阻滞、窦房传导阻滞等作为诊断运动负荷试验可疑阳性的标准。

4.8.3　起搏器心电图

①临床资料。

66岁住院患者，男性，因"反复胸闷、气促14年余，再发1周"入院。确诊为"扩张型心肌病、慢性心力衰竭、永久性心房颤动"，经优化抗心力衰竭药物治疗后效果不佳，遂行房室结消融术＋心脏再同步治疗心律转复除颤器植入术。既往有高血压病、糖尿病、慢性肾功能不全、痛风病史。心电图：起搏器心律，起搏器心电图（心室固定频率起搏，起搏频率60次/min）。心脏超声：全心增大，以左室较明显；二尖瓣、三尖瓣轻度反流；肺动脉轻度高压；左心功能减低；卵圆孔未闭；心脏起搏器植入术后。胸片：考虑扩张性心肌病并左心衰竭、肺水肿，心脏起搏器留置，甲状腺结节。

②运动过程及心电图改变。

采用脚踏车运动负荷试验，Ramp-5W方案，运动负荷时间7分9秒，最大负荷36W，4.1METs。运动终止主要原因：双下肢乏力。Borg评分：15～16（用力）。呼吸困难评分：1（非常轻）。运动心电图变化：运动热身期（图4-22A）、运动期（图4-22B）及恢复期（图4-22C）均为起搏器心律，偶见室性早搏。

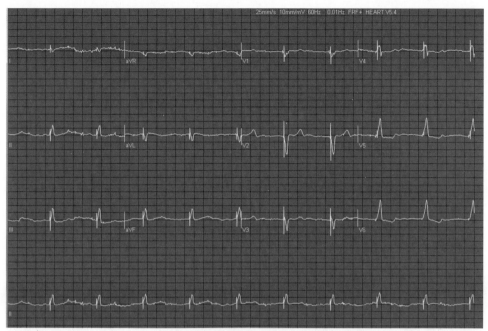

A. 热身期心电图

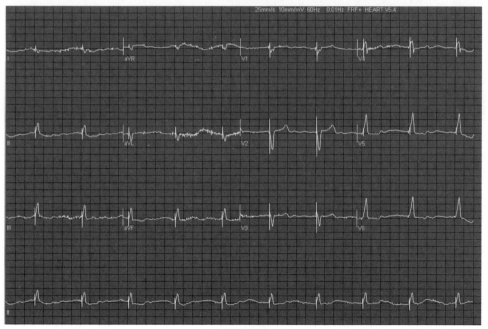

B. 运动期心电图

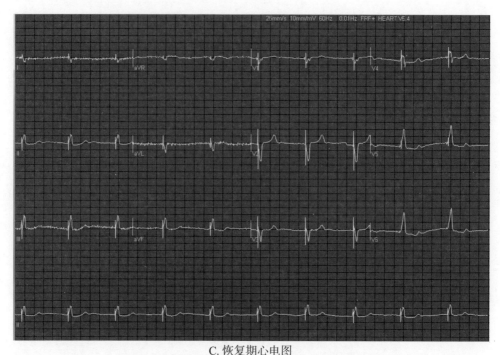

C. 恢复期心电图

图4-22　扩张型心肌病患者不同运动时期的心电图

　　起搏器植入患者是一类较为特殊的人群，因为起搏器帮助他们的心脏完成许多重要的功能，尤其是起搏器依赖的患者，他们的生命健康与起搏器功能的正常发挥息息相关。运动负荷试验对于起搏器植入患者来说是一把双刃剑。运动试验过程中身体活动带来的各种干扰可能引起起搏器感知、起搏紊乱，影响起搏器功能的正常发挥；而运动负荷试验又是检验起搏器工作能否满足患者日常生活、运动所需的一项重要检查。要保证患者安全，并且达到检查的目的，检查前我们必须充分了解患者的病史，包括但不限于：安装起搏器的原因、起搏器的类型、起搏器工作模式、起搏器剩余工作寿命、最近几次起搏器程控的情况、起搏电极位置等。最好在进行运动负荷试验前完善一次起搏器程控，以确保起搏器运作正常。在进行运动负荷试验过程中，必须严密观察起搏器工作情况，如发生过度感知、起搏失败等特殊事件，应适时终止运动试验。

附录　专有名词中英文对照

英文缩写	英文全称	中文名称
AT	anaerobic threshold	无氧阈
ATP	adenosine triphosphate	三磷酸腺苷
BF	breath frequency	呼吸频率
BP	blood pressure	血压
BR	breathing reserve	呼吸储备
ECG	electrocardiogram	心电图
$EqCO_2$	ventilatory equivalent for CO_2	二氧化碳通气当量
EqO_2	ventilatory equivalent for O_2	氧通气当量
FEV_1	forced expiratory volume in 1 second	第1秒用力呼气容积
FVC	forced vital capacity	用力肺活量
HR	heart rate	心率
HR max	maximum heart rate	最大心率
HRR	heart rate reserve	心率储备
IC	inspiratory capacity	深吸气量
MET	metabolic equivalent	代谢当量
MVV	maximal voluntary ventilation	最大通气量
OUES	oxygen uptake efficiency slope	摄氧效率斜率
$PaCO_2$	partial pressure of carbon dioxide in arterial blood	动脉血二氧化碳分压

英文缩写	英文全称	中文名称
$PetCO_2$	endtidal carbon dioxide partial pressure	潮气末二氧化碳分压
$PetO_2$	endtidal oxygen partial pressure	潮气末氧分压
RCP	respiratory compensation point	呼吸代偿点
RER	respiratory exchange ratio	呼吸气体交换率
SpO_2	oxygen saturation of blood	血氧饱和度
VC	vital capacity	肺活量
VCO_2	carbon dioxide output	二氧化碳排出量
VD	dead space ventilation	死腔通气量（无效腔通气量）
VE	minute ventilation	每分钟通气量
VE max	minute maximum ventilation	每分钟最大通气量
VO_2	oxygen uptake	摄氧量
VO_2 max	maximal oxygen uptake	最大摄氧量
$\Delta VO_2 / \Delta WR$	change in VO_2/change in WR	有氧做功效率
VO_2/HR	oxygen pulse	氧脉搏
VT	tidal volume	潮气量

参 考 文 献

陈韵岱, 石亚君, 2019. 心肺运动试验经典病例分析 [M]. 北京: 科学出版社.

邓树勋, 王健, 乔德才, 等, 2015. 运动生理学 [M]. 3版. 北京: 高等教育出版社.

黄思贤, 谭新洪, 2007. 心肺运动试验的临床应用 [M]. 北京: 人民卫生出版社.

李志明, 叶运新, 杨达雅, 等, 2010. 平板运动试验后心率恢复和恢复期室性期前收缩的临床意义 [J]. 临床心血管病杂志, 26 (8): 574-577.

鲁端, 2018. 运动性高血压的现代认识 [J]. 心电与循环, 37 (3): 147-152, 171.

瓜齐, ADAMS V, CONRAADS V, 等, 2020. 特定患者人群心肺运动试验应用及解析 [M]. 赵威, 王磊, 编译. 武汉: 湖北科学技术出版社.

唐毅, 刘朝晖, 柳志红, 等, 2018. 心肺运动试验在肺动脉高压中的应用 [J]. 心血管病学进展, 39 (4): 572-576.

张鸿丽, 李大公, 高淑英, 等, 2006. 平板运动试验诱发心律失常的特点及对原有心律失常的影响 [J]. 临床心电学杂志, 15 (2): 100-102.

浙江省医学会心电生理与起搏分会无创心电学组, 2015. 浙江省心电图平板运动试验操作与诊断规范: 试用版 [J]. 心电与循环, 34 (3): 149-151, 164.

郑玲, 刘敏洁, 陈梅芬, 2009. 冠心病平板运动试验诱发心律失常48例分析 [J]. 中外医疗, 28 (12): 69-70.

BOUNHOURE J P, DONZEAU J P, DOAZAN J P, et al, 1991. Complete bundle branch block during exercise test. Clinical and coronary angiographic data [J]. Arch Mal Coeur Vaiss, 84 (2): 167-171.

BUNCH T J, CHANDRASEKARAN K, GERSH B J, et al, 2004. The prognostic significance of exercise-induced atrial arrhythmias [J]. J Am Coll Cardiol, 43 (7): 1236-1240.

GUAZZI M, ADAMS V, CONRAADS V, et al, 2012. EACPR/AHA Joint Scientific Statement. Clinical recommendations for cardiopulmonary exercise testing data assessment in specific patient populations [J]. Circulation, 33 (23): 2261-2274.

GIBBONS R J, BALADY G J, BRICKER J T, et al, 2002. ACC/AHA 2002 guideline update for exercise testing: Summary article. A report of the American College of Cardiology/American Heart Association task force on practice guidelines (committee to update the 1997 exercise testing guidelines) [J]. J Am Coll Cardiol, 40 (8): 1531-1540.

GRADY T A, CHIU A C, SNADER C E, et al, 1998. Prognostic significance of exercise-induced left bundle-branch block [J]. JAMA, 279 (2): 153-156.

KINNEAR W, HULL J, 2014. A Practical Guide to the Interpretation of Cardiopulmonary Exercise Tests [M]. New York: Oxford University Press.

ROSS R M, 2003. ATS/ACCP Statement on cardiopulmonary exercise testing ［J］. American Journal of Respiratory & Critical Care Medicine, 167（10）: 1451.

STEIN R, NGUYEN P, ABELLA J, et al, 2010. Prevalence and prognostic significance of exercise-induced right bundle branch block ［J］. Am J Cardiol, 105（5）: 677-680.

WASSERMAN K, HANSON J E, SUE D Y, et al, 2008. 心肺运动试验的原理及其解读：病理生理及临床应用 ［M］. 文富强，译. 北京：科学出版社.